L'auto-traitement ostéopathique

A propos du livre

L'objectif d'un traitement ostéopathique est d'activer les forces d'auto-guérison souvent perturbées et de mener ainsi à une guérison naturelle. L'ostéopathe arrive à ce résultat grâce à ses connaissances en physiologie et en anatomie humaine ainsi que par la finesse de son toucher. Mais les techniques d'ostéopathie sont également parfaitement adaptées à l'auto-traitement. C'est dans ce cadre-là qu'entre en jeu la conscience corporelle personnelle.

Thomas Seebeck transmet dans ce livre les principes du traitement ostéopathique et plus particulièrement la "pharmacie ostéopathique à domicile" : il vous présente de façon pratique et détaillée des exercices visant à résoudre des problèmes fréquents (par ex. la tête, le dos, les entorses).

A propos de l'auteur

Thomas Seebeck, né en 1971, est physiothérapeute depuis 1995 et installé depuis 2002 dans son propre cabinet à Dinklage (Basse-Saxe). En 2006, il a obtenu le diplôme de la Thérapie Ostéopathique de la Société Allemande pour la Médecine Ostéopathique (DGOM e.V.), dans laquelle il enseigne aussi depuis 2008. Il est président de la Communauté de Travail allemande pour la Thérapie Ostéopathique (DAGOT e.V.) et membre de l'Académie de la DGOM e.V. Pendant ses loisirs, il se consacre notamment à la musique, à la médecine classique chinoise et au Qi Gong et il adore la planche à voile. Avec son frère Andreas, il dirige des cours de pleine conscience.

Thomas Seebeck

L'auto-traitement ostéopathique

Retrouver la santé

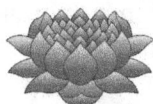

LOTUS PRESS

Remarque importante : les méthodes et suggestions décrites dans ce livre représentent l'opinion et l'expérience de l'auteur. Elles ont été créées en toute connaissance et vérifiées avec le plus grand soin possible mais elles ne remplacent toutefois pas le conseil avisé d'un médecin. En outre, chaque lecteur a aussi sa propre responsabilité quant à ce qu'il choisit de faire ou pas. Ni l'auteur ni l'éditeur ne sauraient être tenus responsables des éventuels effets indésirables et des dommages résultant de l'application des conseils pratiques cités dans ce livre.

Impressum
Thomas Seebeck
L'auto-traitement ostéopathique
Retrouver la santé

Copyright by Lotus-Press, 2015
Composition : Andreas Seebeck

www.lotus-press.com

ISBN 978-3-945430-38-5

A l'attention de mes patients
qui m'ont appris
à étudier les choses en profondeur

Table des Matières

*Trouver la santé devrait
être l'objectif de tout docteur.
N'importe qui peut trouver la maladie.*

A.T. Still

Avant-Propos

"La nature est l'école des questions et réponses. Elle semble être la seule école, dans laquelle l'homme peut vraiment apprendre quelque chose"

A.T. Still

Quel est le secret du mode d'action de l'ostéopathie ?

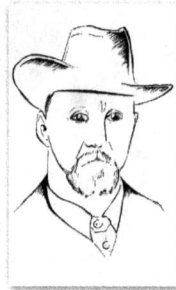

Andrew Taylor Still

Lorsqu'Andrew Taylor Still (1828-1917), fondateur de l'ostéopathie, perdit, en février 1867, deux de ses quatre enfants : l'un à cause d'une épidémie de méningite et l'autre d'une pneumonie, sa confiance en la science médicale de l'époque fut rompue.

Still commença à étudier de façon intensive le "livre de la nature", comme il l'appelait. Il se demanda pourquoi sa sœur Marusha avait survécu à la maladie et ce qui l'avait immunisée. Il découvrit alors des principes qui sont également connus en médecine classique chinoise. En tant qu'inventeur talentueux (inventeur de plusieurs outils et machines pour lesquels il possédait des brevets), il considérait le corps humain comme une machine parfaitement construite mais l'être humain dans son ensemble comme une unité faite d'un corps, d'un esprit et d'une âme ("Triune man"). Dès le début, il utilisa ses connaissances et son savoir-faire pour lui-même mais également pour ses patients.

Ce livre vous propose les meilleures méthodes d'auto-traitement d'après les principes de l'ostéopathie.

Thomas Seebeck, juin 2014

Introduction

Asseyez-vous le dos bien droit et les muscles détendus sur une chaise ou un tabouret. Prenez un instant et sentez l'air traverser vos narines.

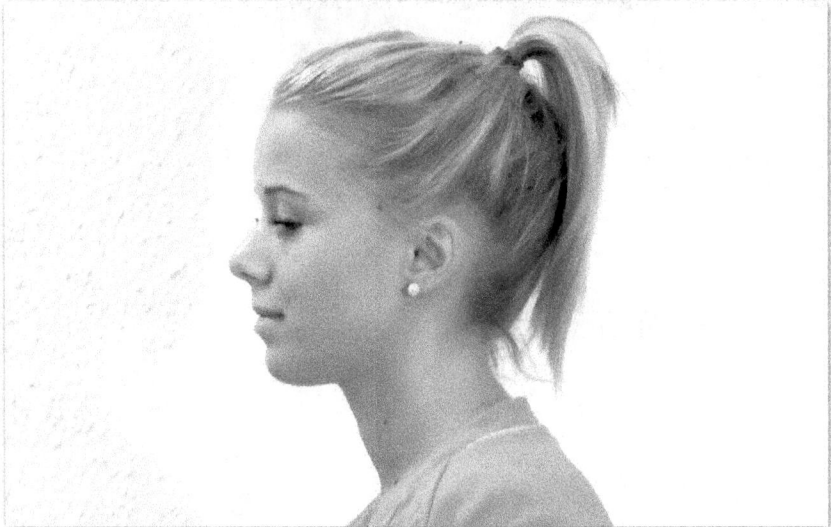

Les 3 bases de l'auto-traitement ostéopathique : la respiration, le mouvement et l'attention.

Prenez le temps de faire la différence : passe-t-il plus d'air dans la narine droite ou dans la gauche ou bien la différence est elle imperceptible ? Pouvez-vous sentir que l'air expiré est plus chaud que l'air inspiré ?

A présent, concentrez-vous sur votre torse et votre colonne vertébrale. Pouvez-vous sentir qu'en même temps que vous respirez, il se produit un léger mouvement du torse et de la colonne vertébrale ? Lors de l'inspiration, la colonne s'étire un peu, lors de l'expiration elle se tasse de nouveau un petit peu. Si vous pouvez sentir cela, vous êtes prêt pour l'auto-traitement - car pour cela, vous n'avez pas besoin d'autre chose que de ressentir la respiration et le mouvement.

Votre premier auto-traitement ostéopathique

Dans l'introduction, je vous ai demandé de sentir qu'en inspirant il se produit un léger étirement de la colonne vertébrale et qu'en expirant il se produit une légère flexion. Veuillez à présent essayer de déterminer quel est le mouvement le plus confortable pour vous. Si vous n'arrivez pas à sentir de différence lorsque le mouvement est très léger, accentuez-le simplement. Mais n'oubliez pas qu'il vous faut être le plus détendu possible, si vous forcez trop un mouvement qui est confortable pour vous, la tension s'accroit de nouveau.

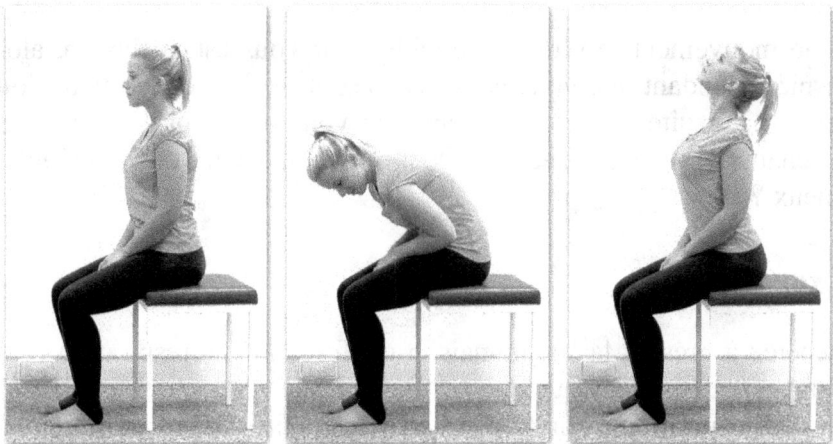

Tests sur le "plan du oui" : position neutre, flexion et étirement.

Test

Penchez-vous autant que possible en avant tout en maintenant une position confortable. Soyez attentifs à votre ressenti au moment de revenir en position neutre - si cela vous fait mal ou est désagréable, c'est que vous vous êtes trop penché.

En vous étirant, vous serez naturellement plus vite limité dans le mouvement (barrière), cela peut néanmoins être la direction de mouvement la plus confortable, si vous le faites avec précaution et attention.

Si vous avez trouvé le mouvement le plus confortable pour vous, associez-le à la respiration. Il y a pour cela deux possibilités.

S'il est plus confortable pour vous de vous étirer, alors commencez par inspirer pendant que vous prenez la position confortable et expirez lorsque vous revenez à la position neutre. Ensuite vient la phase de respiration inversée : expirez en vous étirant et inspirez en revenant à la position neutre. Quelle combinaison vous convient le mieux ? Si vous ne sentez pas de différence, vous pouvez choisir un exercice au hasard.

Si le mouvement le plus confortable pour vous est la flexion, alors inspirez pendant que vous vous penchez et expirez quand vous vous relevez. Ensuite, inversez : expirez en vous penchant et inspirez en revenant à la position neutre. Quelle combinaison vous convient le mieux ?

Exercice

Répétez à présent la "combinaison confortable" de respiration et de mouvement pendant quelques cycles. Il peut être utile, à la fin de chaque inspiration/expiration de faire une petite pause - donc de retenir à la fois la respiration et le mouvement. La longueur de ces pauses dépend de ce que vous trouvez le mieux. Au fil du temps, vous serez capable de mieux sentir l'impulsion vous poussant à reprendre votre respiration.

Après deux minutes, mettez fin à l'exercice. Faites une courte pause pendant laquelle vous pouvez bouger un peu les épaules ou vous secouer un peu.

Second test

Tout d'abord essayez le mouvement que vous avez pratiqué. Ne pensez pas à votre respiration. Dans tous les cas, ce mouvement ne devrait pas faire plus mal. Ensuite testez l'autre mouvement. Ressentez-vous un changement ? Normalement, ce mouvement devrait être plus agréable que lors du test de démarrage. Si c'est le cas : félicitations! Vous avez réalisé avec succès votre premier auto-traitement ostéopathique.

Si aucune amélioration n'est apparue ou si vous n'avez perçu, dès le début, aucune différence dans les mouvements, vous avez très probablement besoin d'un autre exercice. Mais le principe d'exercice reste le même.

D'une manière générale : à chaque fois que vous ressentez une différence, pratiquez la meilleure option. Cela peut sembler inhabituel au départ, mais quand on l'a compris une fois et mis en œuvre avec succès, cela devient facile. Tôt ou tard, vous trouverez un exercice à la suite duquel votre inconfort aura soudainement disparu. Dès cet instant, ces exercices peuvent devenir addictifs - notamment parce que l'on a soudainement le sentiment d'avoir, dans une certaine mesure, recouvert la responsabilité de sa propre santé et qu'on a le pouvoir d'agir aussitôt lorsqu'on ressent une douleur.

Ce qui est important pour réussir, c'est de pratiquer en conscience, c'est-à-dire de mettre toutes vos pensées et tout votre cœur dans l'exercice.

Les trois niveaux de mouvement

Le test des mouvements se fait toujours à partir des 3 plans de base de la pièce et du corps. Le "plan du oui" (plan sagittal) décrit les mouvements de flexion et d'étirement comme par exemple le hochement de tête. Le "plan du non" (plan horizontal) décrit les mouvements de rotation horizontaux comme lorsqu'on secoue la tête. Le "plan du peut-être" (plan frontal) décrit les mouvements latéraux comme par exemple l'inclinaison de la tête vers la droite et vers la gauche.

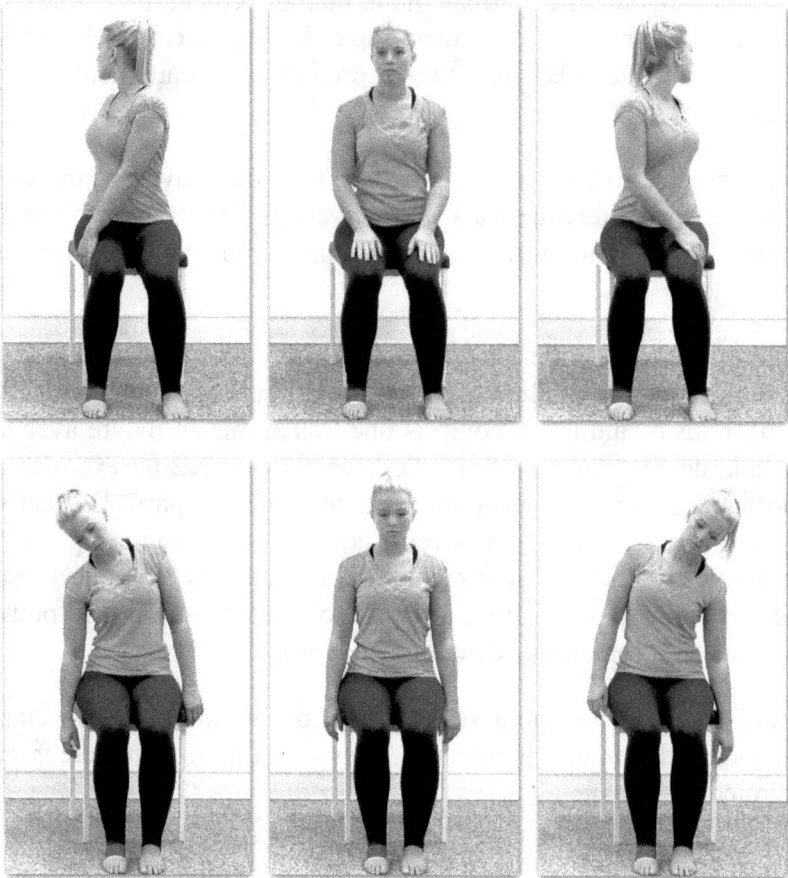

Le "plan du non" et le "plan du peut-être"

Le déroulement de l'exercice en résumé :

Test

Test du mouvement : quelle est la direction la plus confortable ?
Test de la respiration : dans quelle direction de mouvement la respiration est-elle la plus aisée : Est-ce plus agréable,

- Quand vous bougez dans la direction la plus confortable pour vous en inspirant et que vous revenez au centre en expirant ?
- Quand vous bougez dans la direction la plus confortable pour vous en expirant et que vous revenez au centre en inspirant ?

Exercice

Répétez la "combinaison confortable" de respiration et de mouvement pendant quelques cycles ou minutes. A la fin de chaque inspiration/expiration, retenez à la fois la respiration et le mouvement.

Second test

Répétez le test du mouvement, d'abord de votre meilleur côté puis de l'autre. Essayez de voir si vous notez des changements par rapport au test de départ.

Partie 1 : Principes ostéopathiques

Contrairement aux idées reçues

Quand j'avais 17 ans, je prenais des cours de "Taekwondo", un sport de combat, 2 fois par semaine. L'entraînement était assez difficile et repoussait toujours mes limites. Pourtant, je n'ai jamais eu de courbatures - hormis à deux occasions : en raison d'autres obligations, je dus quitter l'entraînement avant la fin et, le jour d'après, j'eus de fortes courbatures aux mollets! Ce que j'avais raté à l'entraînement était une courte méditation en position assise sur les talons. Dans cette position, une bonne partie de la musculature des mollets est en rapprochement et en détente maximum.

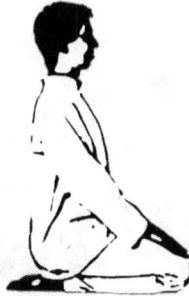

La position assise sur les talons

Que cela ait été mon premier auto-traitement ostéopathique selon le principe de la "technique indirecte", je n'en ai pas eu conscience à l'époque - mais je ne l'ai jamais oublié.

Principes essentiels d'ostéopathie

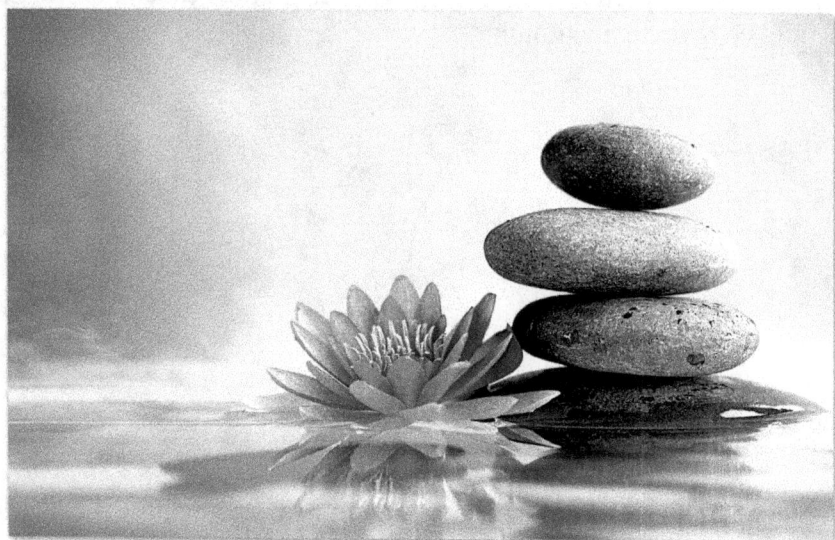

Un système immunitaire et d'auto guérison fonctionnel peut résoudre quasiment tous les problèmes de santé. En ostéopathie, il s'agit donc de réactiver ces forces d'auto- guérison souvent perturbées et de parvenir à une guérison tout à fait naturelle.

Technique directe et indirecte

En ostéopathie, on travaille en principe avec deux directions opposées : si l'on se déplace vers une barrière de mouvement, on appelle cela la "technique directe" (= directement vers la barrière). Imaginez que votre emploi vous impose de porter toute la journée un plateau avec de lourdes assiettes et des verres. Si vous n'êtes pas habitué à cette charge, le soir, vous ne pourrez pas étendre correctement votre bras et vous aurez l'impression que l'articulation de votre coude s'est déplacée. Si vous essayez malgré tout d'étirer le bras, vous travaillez en limite de mouvement (barrière) c'est-à-dire avec la technique directe. Si vous éloignez le bras de cette barrière en le pliant, de telle sorte qu'il puisse se détendre au mieux, vous utilisez la technique indirecte. En yoga, les exercices d'étirement correspondent d'un point de vue ostéopathique à la technique directe, mais le yoga est bien sûr beaucoup plus qu'un programme d'exercices d'étirement. Comme dans toutes les méditations en mouvement (Qi Gong, tai-chi-chuan etc.), la gestion intérieure du mouvement joue, dans le yoga comme en ostéopathie, un grand rôle.

La technique indirecte est surtout mise en œuvre en ostéopathie dans le cas de fortes douleurs et de problèmes importants, étant donné que, dans cette position/ce mouvement de décongestion, on améliore les soins apportés aux tissus concernés. Imaginez un tuyau de jardin plié avec lequel vous voulez arroser un parterre desséché. Adopter la position la plus détendue possible revient à redresser le tuyau, de sorte que la circulation de matière se fasse de nouveau librement. Pour l'auto-traitement, ce mouvement/cette position est, dans l'immense majorité des cas, le/la plus confortable, la "position confortable". Pour la trouver, il faut bien sûr tester les deux voies.

Principes essentiels d'ostéopathie

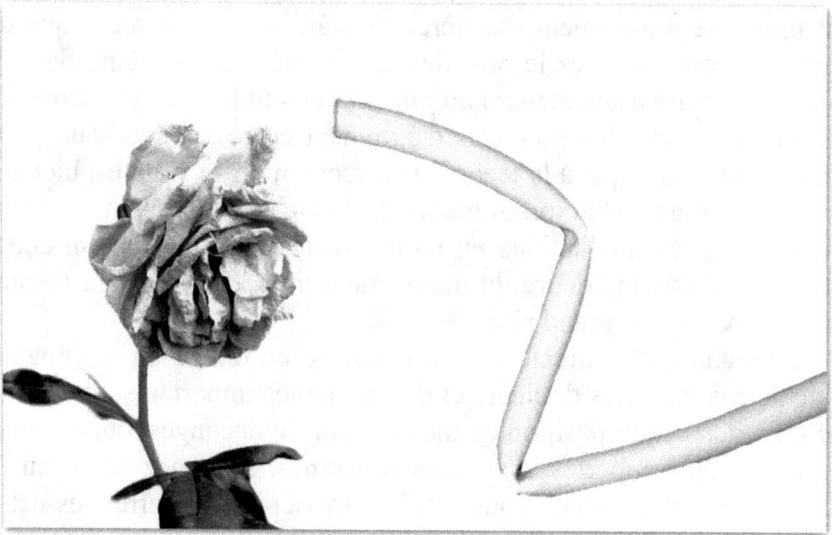

La perturbation des forces d'autoguérison trouve son ori-gine dans un problème lié à l'alimentation ou l'élimination de la cellule, du muscle, de l'os ou de tout autre structure.

Technique directe et indirecte dans la nature

"Je crois que la raison de l'absence de maladies chez les animaux et oiseaux de toute sorte tient à un strict respect des lois qui régissent leur vie dans la nature. Quand ils sont fatigués, ils se reposent, quand ils ont faim, ils mangent, ils vivent en obéissant strictement aux exigences de leurs besoins. Nous croyons que l'être humain ne fait pas exception. Selon nous, l'une des causes les plus fréquentes des maladies humaines est l'inobservation de ces faits importants. A cet égard, il ne manifeste même pas l'intelligence d'une oie."

A.T. Still

Dans la nature, nous pouvons aussi trouver de nombreux exemples de la "technique indirecte" : Un chien tiendra toujours sa patte blessée dans la meilleure position possible pour se détendre et il se mettra dans un coin tranquille, pour que la guérison puisse avoir lieu ("technique indirecte"). De temps en temps, il essaiera alors de remarcher normalement ("technique directe"). Si cela lui est possible, il reviendra à sa démarche normale. Pour nous les humains, ce comportement est également inné : en cas de maux de ventre par exemple, nous nous plions en avant pour détendre le mieux possible la musculature abdominale et les tissus sous-jacents.

Dans le cas de douleurs chroniques ou moins importantes, nous réprimons pourtant souvent ce comportement naturel et nous essayons même de nous mettre davantage en tension, parfois même avec violence (selon la devise : "il doit bien y avoir un moyen!"). Au final, nous nous étonnons que les douleurs se soient accentuées. Je compare volontiers ce comportement à une porte coincée au niveau de la serrure : quand on essaie de la défoncer, elle se bloque davantage. Si on appuie doucement sur la serrure ("technique indirecte"), elle s'ouvre facilement.

Principes essentiels d'ostéopathie

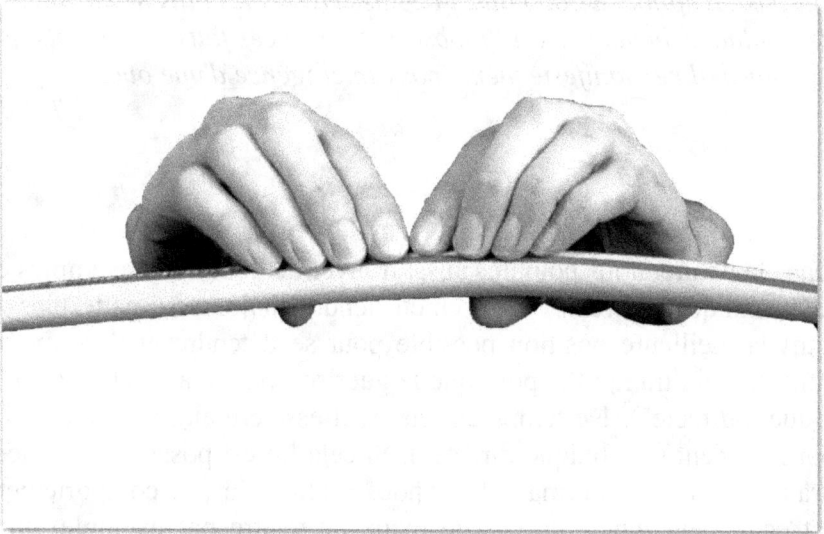

Ces problèmes d'alimentation ou d'élimination, l'ostéopathe les perçoit et les corrige en s'appuyant sur sa profonde connaissance de l'anatomie humaine et de la physiologie- et avec une grande finesse de toucher. Dans l'autotraitement, la perception corporelle suffit pleinement.

Ostéopathie : soutenir la nature dans sa force de guérison

Le Dr Still insistait encore et toujours sur le fait qu'il est du devoir du médecin ostéopathe de trouver la santé - et non la maladie. La maladie, selon lui, chacun peut en définitive la trouver! Cette attitude, ce principe, sont essentiels en ostéopathie : on essaie toujours de garder à l'esprit l'aspect de la "force de guérison de la nature". Au lieu de combattre la maladie (comme principe), on essaie d'amener le corps dans un état où la guérison est possible. Essayez d'intégrer cet aspect dans votre réflexion : quand vous vous sentez malade, portez en vous le germe de la guérison. Ce germe peut grandir plus vite si vous vous concentrez sur votre bien-être - et non sur le fait de combattre la maladie.

"Activating Forces"

La mise en œuvre consciente de la respiration est, d'un point de vue ostéopathique, ce qu'on appelle une "activating force", c'est-à-dire une "force activante". Les forces activantes rendent un exercice plus efficace voire tout simplement efficace dès le départ. D'autres forces activantes sont :

- Les émotions : pendant l'exercice vous pouvez vous mettre dans un état émotionnel précis. Que diriez-vous par exemple de fermer les yeux et de vous imaginer sur une plage chaude des mers du Sud - avec six semaines de vacances devant vous ?

- Les oscillations : la secousse (" Tou ") est connue depuis déjà des millénaires dans toutes les traditions de Qi Gong. On l'introduit de préférence pendant les pauses respiratoires. Si vous avez testé sur le " plan du oui ", que l'inclinaison de la tête est plus agréable que l'étirement, secouez doucement et sans effort la tête en position d'arrêt.

- Le stacking (empilage) : les 3 plans de mouvements sont réglés l'un après l'autre de telle sorte qu'ils apportent le meilleur ressenti. Ils sont pour ainsi dire "empilés". Vous pouvez par exemple tester s'il est plus facile pour vous de tourner la tête vers la gauche ou vers la droite ("plan du non"), ensuite vous pouvez, dans la position de confort, ajouter un léger mouvement dans le "plan du oui" et pour terminer, un très léger mouvement dans le "plan du peut-être". D'un plan à l'autre, les mouvements diminuent étant donné que la marge de manœuvre se réduit.

- La force musculaire propre à chacun : dans certains exercices, on travaille avec la force musculaire (par exemple dans l'exercice de la "zone du bassin" : hanche/pubis/adducteurs).

En pratiquant vos exercices, essayez de mettre en œuvre des forces activantes supplémentaires si vous n'êtes pas satisfait des résultats.

Deux techniques spéciales :

Une seule technique ne résoudre pas tous les problèmes, mais les deux suivantes peuvent être employées de façon assez universelle. Si leur application vous paraît trop compliquée, vous pouvez sauter ce chapitre.

Strain-Couterstrain (SCS) - Tension-contre tension

La technique Strain-Couterstrain a été développée dans les années 1960 par le Dr. Jones, médecin et ostéopathe américain, dans le but de traiter les douleurs. Elle consiste à "enrouler" les tissus ou le corps autour d'un point douloureux - comme par exemple quand on se plie en deux en cas de maux de ventre. Pour que cette technique puisse être applicable en auto-traitement, elle a été légèrement modifiée.

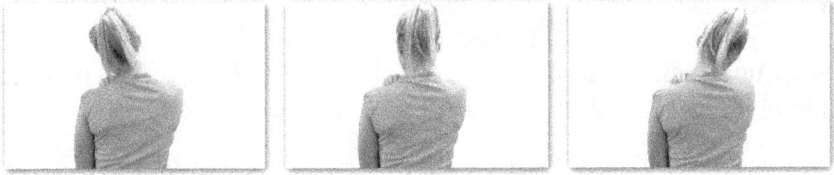

Les zones douloureuses sensibles à la pression peuvent parfaitement être traitées grâce à la technique "strain/counterstrain" (tension contre-tension)

Test

Si vous avez un point douloureux sur le corps, cette technique fonctionne à merveille. On en a souvent au niveau des muscles de la nuque. Cherchez un tel point sur la partie gauche de votre nuque en vous aidant des doigts de la main droite.

Avez-vous trouvé un point douloureux ? Appuyez dessus jusqu'à ressentir une légère (!) douleur, pour ensuite réaliser les tests de mouvement.

Testez la colonne cervicale sur le "plan du peut-être" : la douleur sera probablement moins importante si vous penchez la tête du côté douloureux. Gardez la tête de ce côté et ajustez-la sur le "plan du oui " et du "non" de sorte à faire disparaître, dans la mesure du possible , la douleur.

Exercice

Faites quelques cycles de respiration consciente pendant que vous libérez la douleur de cette zone. Selon le Dr. Jones, il suffit de tenir le point douloureux de 30s à 2min. Interrompez l'exercice si vous ne vous sentez pas bien. Pour terminer, revenez dans la position de départ.

Second test

Faites une courte pause, vous pouvez secouer les épaules, pour ensuite revérifier le point douloureux. La douleur devrait avoir considérablement diminué (d'au moins 70%).

Myofascial Release (MFR)

*"Une tête intelligente apprendra rapidement qu'une main délicate et
un mouvement doux sont la base d'un résultat attendu"*

A.T. Still

Avec la technique MFR, il s'agit de détendre le tissu musculaire et
conjonctif. Le travail se fait avec la main au contact des tissus. Cela
est très efficace particulièrement dans le cas de troubles et de douleurs musculaires ou au niveau des tissus conjonctifs (en principe
toutes les structures transmettant des forces de traction telles que les
ligaments et les tendons). On voit ici le traitement d'une douleur au
niveau d'un ligament du pied distendu suite à une blessure en torsion.

Test

Pressez légèrement les tissus concernés avec vos doigts et remuez-
les dans les directions suivantes :

- vers les orteils / vers les talons
- vers la jambe / vers la plante des pieds
- vers l'extérieur / vers l'intérieur

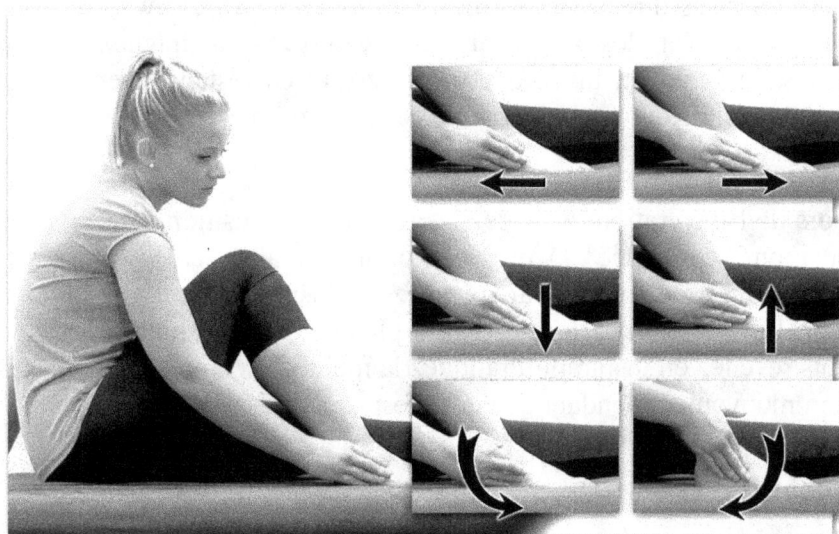

La main au contact des tissus : il y a toujours une direction plus agréable au toucher que les autres.

Exercice

Plusieurs exercices sont possibles :

Variante a :
Choisissez la position la plus agréable parmi les six testées et mainte-nez-y les tissus tout en respirant de façon détendue (ajoutez éventuel-lement des pauses respiratoires).

Variante b :
Choisissez de nouveau la position la plus confortable parmi les 6 tes-tées. Lors de l'inspiration, déplacez les tissus dans la position la plus confortable et lors de l'expiration, revenez en position neutre. Puis inversez : lors de l'expiration déplacez les tissus dans la position la plus confortable et inspirez en revenant. Choisissez la combinaison la plus confortable et répétez la pendant quelques respirations.

Variante c :

Combinez les directions les plus confortables (par ex. vers la plante des pieds + vers les talons + rotation externe) et maintenez ainsi les tissus. Maintenant, inspirez et expirez tout en restant détendu et en maintenant cette position (comme dans la variante a)

Variante d :
Lors de l'inspiration, déplacez les tissus de la position neutre vers la position "combinée" la plus confortable, maintenez les ainsi dans une position de confort puis revenez en position neutre tout en expirant. Ensuite, prenez la position la plus confortable tout en expirant puis revenez en inspirant. Pratiquez la meilleure combinaison respiration/mouvement pendant quelques respirations.

Second test

Réessayez à présent toutes les directions de mouvement. Commencez par celle de l'exercice et testez la moins bonne des 6 directions en dernier.

"L'oignon des douleurs"

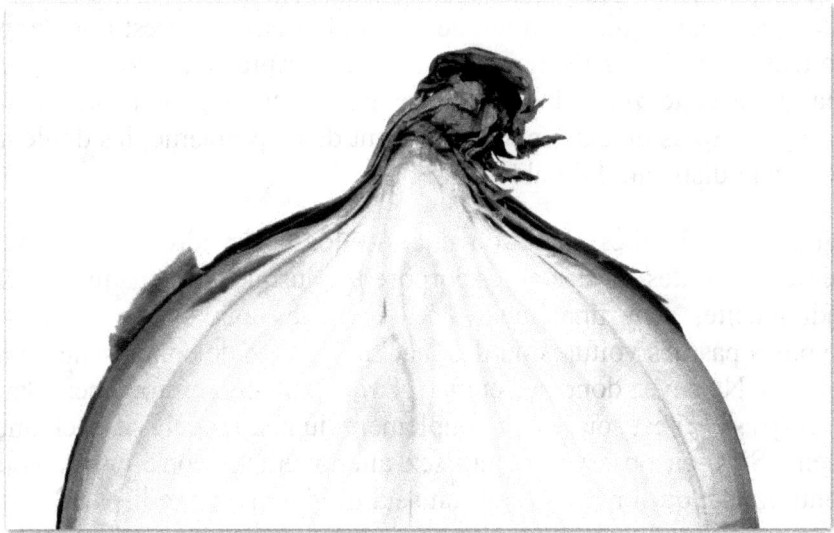

Parfois, l'auto-traitement ostéopathique s'apparente à l'épluchage d'un oignon

De nombreux patients s'étonnent qu'à la suite d'un traitement ostéo-pathique du genou par exemple, les douleurs se répercutent dans la nuque. Il s'agit pourtant du quotidien de l'ostéopathie : selon la devise *pain is a great liar* (la douleur est une grande menteuse), l'ostéopathe se met en quête de la véritable source des douleurs.

Un exemple : suite à un accident, quelqu'un souffre d'une blessure au genou gauche. Celle-ci conduit, à la longue, à une modification de la démarche qui passe souvent inaperçue. Le corps s'efforce toujours de compenser. Cette capacité à compenser, au moyen par exemple des muscles du bassin, permet de ne pas ressentir de douleurs et par conséquent, il n'y a pas lieu d'aller chez le médecin. Un jour s'ajoute une deuxième blessure - à l'épaule ou peut être à la tête. Là aussi, le corps va essayer d'équilibrer les tensions. Si les deux compensations s'opposent, il en résulte des douleurs dans la nuque, où jouent, pour ainsi dire, deux équipes de "tir à la corde". L'ostéopathe pourra localiser le genou ou aussi l'épaule responsables des douleurs. Mais le patient lui-même a aussi, sur le principe de "l'oignon des douleurs", la possibilité de trouver l'origine cachée des douleurs. Dans notre exemple, cela signifie : la nuque est douloureuse, elle est donc zone de tension mais pas l'origine des douleurs. Après un auto-traitement réussi de cette zone, l'attention se porte sur le genou gauche ou l'épaule. Après un autre auto-traitement de ce problème, les douleurs devraient disparaître durablement.

En ostéopathie, il est donc souvent question de "syndromes d'enchaî-nement". Toutes les structures corporelles, jusque dans chaque cellule individuelle, sont finalement liées les unes aux autres. Nous ne sommes pas des voitures ou des machines faites de composants indi-viduels. Ne soyez donc pas étonné si vos douleurs se promènent dans le corps - ceci est souvent et simplement dû aux modèles d'enchaîne-ment. Si vous observez et utilisez attentivement votre corps, vous sentirez vite qu'il n'y a pas qu'un seul trouble qui aura disparu. Vous vous sentirez globalement plus léger et plus libre dans vos mouve-ments étant donné la meilleure répartition de la contrainte de traction dans votre corps.

Soyez attentif à tout changement résultant de la pratique mais ne vous attendez pas à des miracles. Parfois, les douleurs disparaissent aussi-tôt. Mais il se peut tout à fait que soudainement vous ayez mal à un autre endroit ou qu'un souvenir refoulé ou oublié réapparaisse. Il s'agira de le percevoir de façon claire et de décider s'il est possible qu'il s'agisse d'une des douleurs vous ayant amené à pratiquer l'exer-cice. Votre corps peut vous guider vers une vie plus saine et plus heu-reuse que vous ne le croyez - vous devez juste apprendre, écouter!

Nous avons tendance à négliger nos problèmes parce qu'ils nous font peur. Mais la peur est synonyme de stress - et le stress bloque la par-tie du système neuro-végétatif qui est responsable de la guérison (pa-rasympathique). Les exercices vous aident à reprendre confiance en le pouvoir de guérison de la nature (A.T. Still), parce que vous ne vous sentez plus à la merci de vos douleurs. Plus vous avez de dou-leurs, plus il vous sera facile de trouver un exercice adapté, étant donné que votre corps vous envoie des signaux évidents que quelque chose ne va pas.

Partie 2 : Le cabinet à médicaments ostéopathique

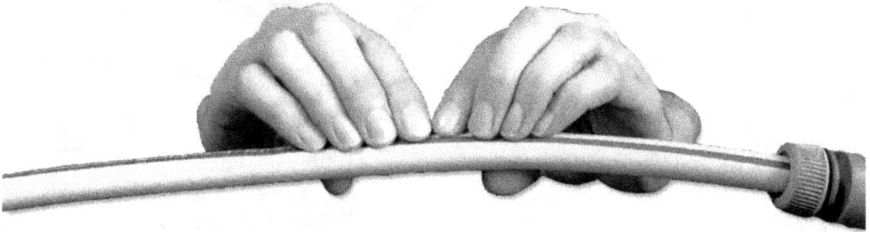

"Le corps humain [est] l'armoire à médicaments de Dieu et [possède] tous les fluides, médicaments, huiles lubrifiantes, opiacés, acides et antiacides, et toute sorte de produit que Dieu, dans son infinie sagesse, a jugé nécessaire à son bonheur et à sa santé."

A.T. Still

Le Dr Still a mis en garde contre un exercice de l'ostéopathie type recette de cuisine - autrement dit trop technique. Vous devez donc adapter chaque exercice à votre sensibilité. Seules les règles de base (test - exercice - second test) doivent être conservées.

Important : Les exercices présentés ici sont le résultat d'une pratique de presque 20 ans d'un travail en collaboration avec mes patients. J'ai toujours été avec eux en quête d'un exercice adapté, chacun étant taillé sur mesure, car aucun être humain ne ressemble à un autre. Je ne peux donc pas promettre que "votre exercice" s'y trouve. Toutefois, si vous avez compris le principe, vous trouverez facilement vous-même vos possibilités d'auto-traitement. Procédez de manière ludique et avec curiosité. Les exercices doivent toujours être intéressants et agréables, mais jamais ennuyeux, inconfortables ou épuisants. C'est dans cette mesure que s'applique ma promesse : il se produira toujours un changement si vous concentrez toute votre attention dans la pratique.

Avec les mots d' A.T. Still :

"Maintenant fais-toi enfant de la recherche et étudiant de la nature."

Tête

Sinusite chronique (inflammation des sinus)

Cet exercice est basé sur celui développé par le Dr. R. E. Becker. Après 30 jours de pratique quotidienne, il doit se produire une nette amélioration.

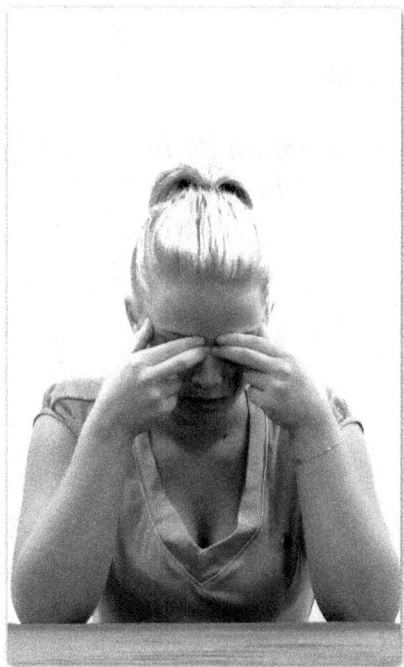

Soulagement dans les cas de sinusite chronique

Test

D'abord évaluez l'importance avec laquelle vous ressentez actuellement les symptômes (par ex. gêne respiratoire, maux de tête, etc). Asseyez-vous à une table en y appuyant les coudes. Collez les extrémités de l'index et du majeur de chaque main à la racine du nez (plutôt plus près du nez que de l'os frontal), les pouces peuvent être posés sur la tempe, l'annulaire et l'auriculaire peuvent être quelque peu enroulés. Essayez de déterminer si c'est au moment de l'inspiration ou de l'expiration que vous arrivez le mieux à effectuer un léger relèvement de la tête (il y a de fortes chances pour que ce soit lors de l'inspiration). Quand vous relevez la tête, la pression des doigts à la base du nez doit automatiquement augmenter légèrement.

Exercice

Répétez la meilleure combinaison respiration/mouvement pendant environ 7 minutes.

Second test

Evaluez de nouveau l'importance des symptômes.

Troubles visuels/muscles des yeux/vertiges

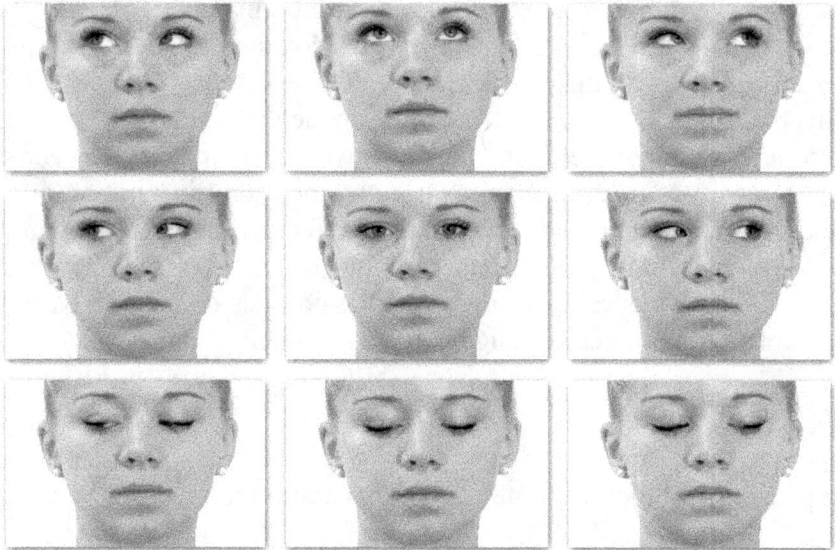

Quelle direction du regard procure les sensations les plus agréables ?

Test

Testez les directions du regard

- À gauche / à droite
- En haut / en bas
- Vers le haut à gauche en diagonale / vers le haut à droite en diagonale
- Vers le bas à gauche en diagonale / Vers le bas à droite en diagonale

Si vous arrivez instantanément à déterminer quelle direction parmi les huit est la plus agréable, alors il s'agira de votre mouvement pour l'exercice. Si ce n'est pas évident, faites l'exercice en utilisant la direction opposée à celle qui est la moins confortable. Lors de l'inspiration, portez votre regard dans la direction choisie pour l'exercice et lors de l'expiration ramenez votre regard au centre. Ensuite procédez de manière inverse : lors de l'expiration, bougez les yeux dans la direction qui vous est confortable et ramenez le regard lors de l'inspiration.

Exercice

Pratiquez la variante qui vous paraît la plus simple et la plus confortable. Veillez à ce que la vitesse de mouvement des yeux soit coordonnée avec le rythme de votre respiration. Ceci exige une certaine attention, car on a tendance à remuer les yeux beaucoup plus vite qu'on ne respire. Pratiquez pendant environ une minute - les muscles oculaires peuvent monter en tension assez vite, il convient donc de ne pas pratiquer trop longtemps.

Second test

Fermez les yeux pendant quelques secondes, puis réessayez les directions du regard.

Accommodation (adaptation à la vision de près et de loin)

Cet exercice est particulièrement adapté aux personnes qui travaillent devant un écran.

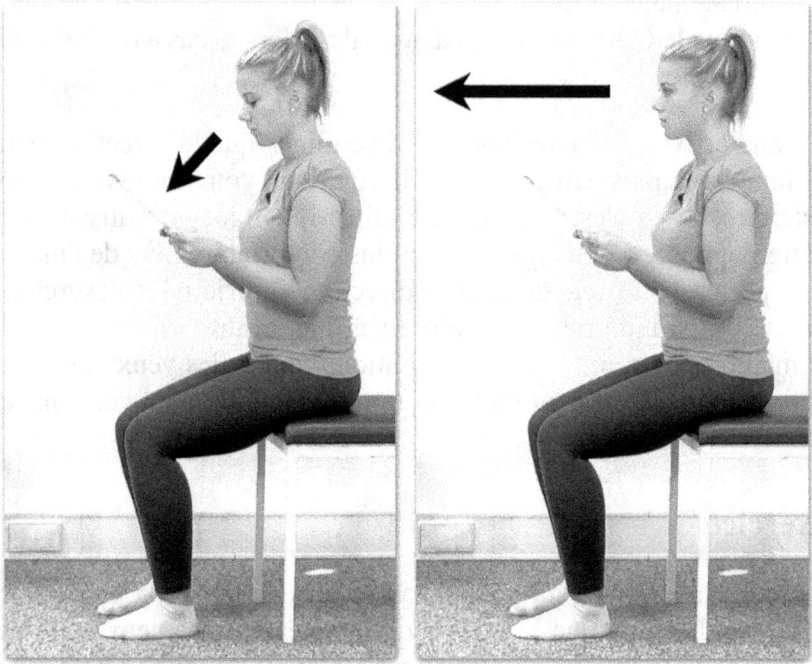

Il peut être effectué discrètement et à tout moment : "l'exercice de l'écran"

Test

Concentrez-vous sur quelque chose qui se trouve à une distance de 30 à 50 cm, puis laissez ensuite le regard se perdre au loin (par ex. en regardant par la fenêtre). Combinez le mouvement de votre regard le plus confortable avec un exercice de respiration. Est-ce plus facile d'effectuer ce mouvement en inspirant ou en expirant ?

Exercice

Pratiquez pendant quelques cycles de respiration la meilleure combinaison regard/respiration

Second test

Réessayez à présent la vision de près et de loin.

Répétez fréquemment l'exercice s'il vous fait du bien, on peut le réaliser relativement discrètement même dans un grand bureau.

Fatigue oculaire

Cet exercice a des origines chinoises et est connu dans le Qi Gong.

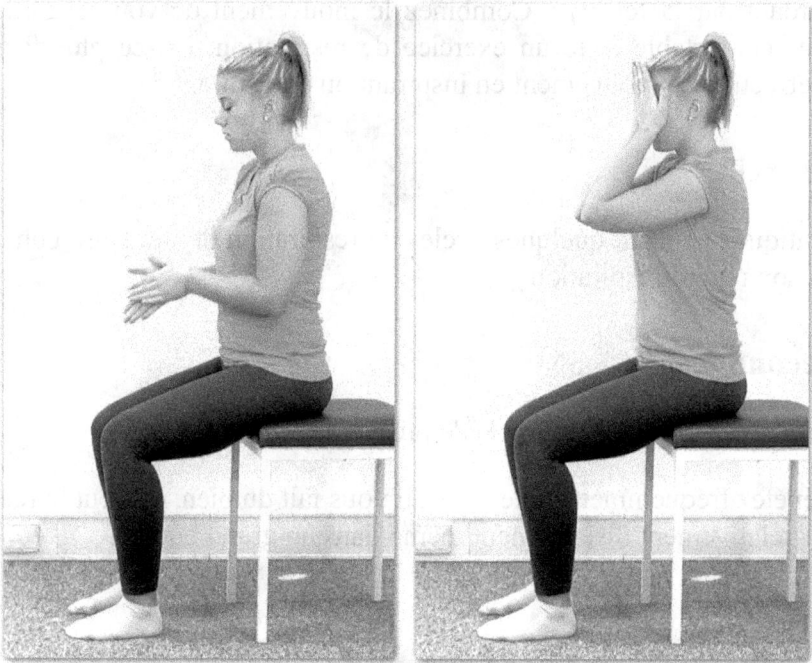

Vous trouverez également cette technique dans le Qi Gong

Test

Prenez conscience de vos yeux.

Exercice

En inspirant, frottez-vous vigoureusement les mains l'une contre l'autre, y compris pendant la pause respiratoire. Lors de l'expiration et le temps d'apnée qui suit, posez les mains sur vos yeux fermés comme si vous vouliez diffuser la chaleur des mains dans le cerveau à travers vos yeux. Répétez l'exercice au moins trois fois.

Dans de rares cas, il se peut que vous deviez inverser la respiration - pensez à la chose suivante : les exercices sont une source d'idées que vous pouvez adapter à vos besoins individuels.

Second test

Réévaluez l'état de vos yeux.

Maux de tête

Quand on a des maux de tête, il est souvent judicieux de commencer le traitement par les pieds. Peut-être connaissez-vous le dicton « tête froid et pieds chauds – la meilleure manière de tenir le médecin et le pharmacien à l'écart ! ». L'exercice suivant est particulièrement adapté si on a les pieds froids en plus de maux de tête. Si vous effectuez cet exercice régulièrement, il se produira un effet d'entraînement : les pieds se réchaufferont de plus en plus rapidement.

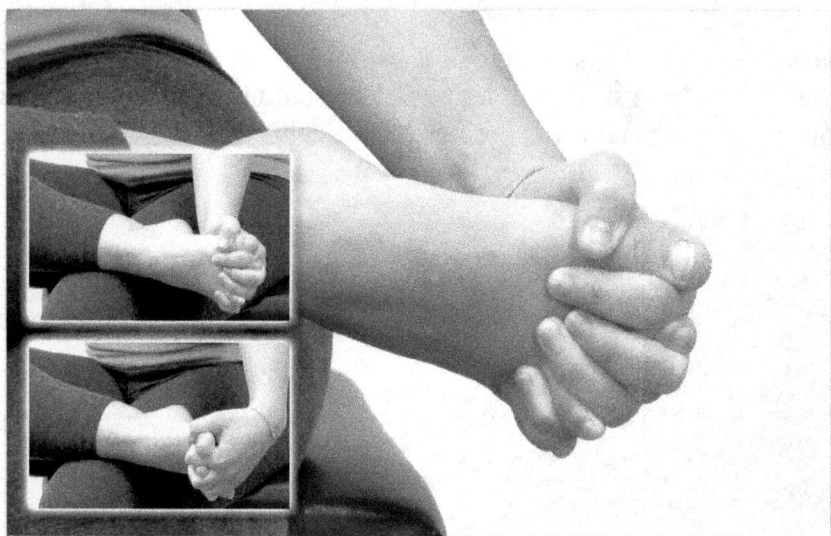

Pas très facile mais son efficacité étonne toujours : l'exercice des or-teils. A gauche : Orteils recourbés vers le bas et vers le haut

Test

Enlevez vos chaussures et vos chaussettes et faites quelques pas pieds nus. Ce faisant, soyez attentifs aux sensations à l'intérieur et surtout au-dessous de vos pieds. Asseyez-vous à présent dans un siège confortable, une chaise normale fera aussi l'affaire. Essayez maintenant de croiser les doigts de la main droite et les orteils du pied gauche comme pour une prière. Le pouce et l'index saisissent le gros orteil, on passe l'index par en-dessous entre le gros orteil et le deuxième orteil. Essayez de procéder de la même manière pour mettre les autres doigts de la main entre les orteils.

Vous devrez peut-être vous exercer plusieurs fois. Si vous ne parvenez pas à glisser les doigts entre les orteils, vous n'aurez qu'à les poser dessus et à entourer fermement votre pied. Est-il plus facile pour vous de recourber vos orteils vers le haut ou vers le bas ? Testez s'il est plus facile de combiner la direction de mouvement la plus confortable avec l'expiration ou l'inspiration.

Exercice

Pratiquez pendant 10 cycles de respiration la combinaison respiration/mouvement la plus confortable. Essayez, pendant l'exercice, d'enfoncer vos doigts plus profondément entre les orteils afin de pouvoir saisir le pied le plus fermement possible. Il est normal de ressentir un petit pincement lors de cet exercice.

Second test

Testez de nouveau les deux directions et faites encore quelques pas pieds nus. Vous devriez pouvoir sentir des différences sensibles dans la perception de vos plantes de pieds. Cet exercice permet en général de calmer assez rapidement le mal de tête, tandis que les pieds ne se réchauffent souvent qu'au bout de quelques heures.

Points sensibles

Les patients sujets aux maux de tête ont tendance à se masser et se frotter le cuir chevelu ou à appuyer sur certains points sensibles. On peut donner à cet auto-traitement non systématique, souvent intuitivement correct, une forme plus structurée.

La base de l'exercice suivant est la technique Strain-Counterstrain (tension-contre-tension) du Dr. Jones.

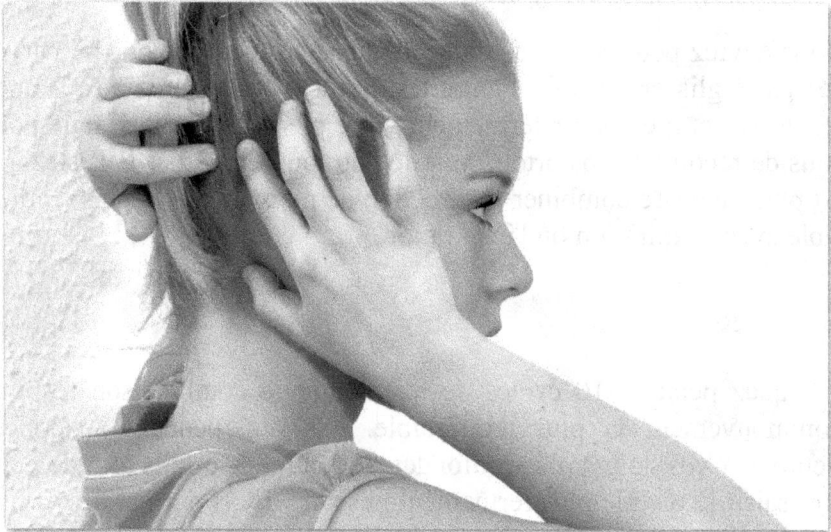

La technique "strain/counterstrain" (tension contre-tension) pratiquée sur un point douloureux de la tête

Test

Maintenez du doigt d'une main le point sensible de la tête, de sorte à le sentir nettement. Avec un doigt de l'autre main, déplacez alors le cuir chevelu d'une distance de un à deux centimètres vers ce point.

Essayez de trouver le meilleur endroit d'où lancer votre mouvement afin de réduire la sensibilité. Ensuite, testez de nouveau une combinaison respiration/mouvement : déplacez les tissus vers le point lors de l'inspiration et revenez à la position de départ lors de l'expiration. Ensuite, inversez afin de déterminer quelle position est la plus confortable.

Exercice

Pratiquez la combinaison respiration/mouvement la plus confortable pendant une à deux minutes.

Second test

Testez de nouveau le point sensible - la douleur ressentie devrait avoir nettement diminué.

Douleurs au niveau du front

Cette technique vient d'un domaine de l'ostéopathie qui traite en particulier la région du crâne (ostéopathie craniosacrale).

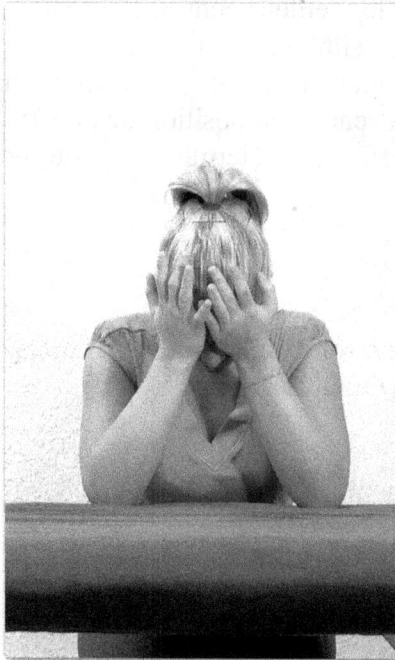

Une posture quasi naturelle quand on a des maux de tête frontaux

Test

Asseyez-vous sur une chaise devant une table et appuyez confortablement votre front dans vos mains. Tournez à présent votre avant-bras droit légèrement vers l'intérieur et, en même temps, votre avant-bras gauche vers l'extérieur, inversez pour finir. Quelle est la direction de mouvement la plus confortable ? Il ne vous reste plus qu'à trouver à quelle phase de respiration le mouvement est le mieux adapté.

Exercice

Pratiquez la combinaison de la respiration et du mouvement la plus confortable pendant une à trois minutes.

Second test

Testez de nouveau les directions de mouvement. Si le résultat s'est amélioré, les maux de tête diminueront aussi après un certain temps.

Naturellement, vous pouvez aussi faire d'autres tests avec le front, par exemple déplacer les mains en les rapprochant / en les éloignant, déplacer les deux mains vers le haut / ou vers le bas etc.

Douleurs au niveau des tempes - exercice de l'os pariétal

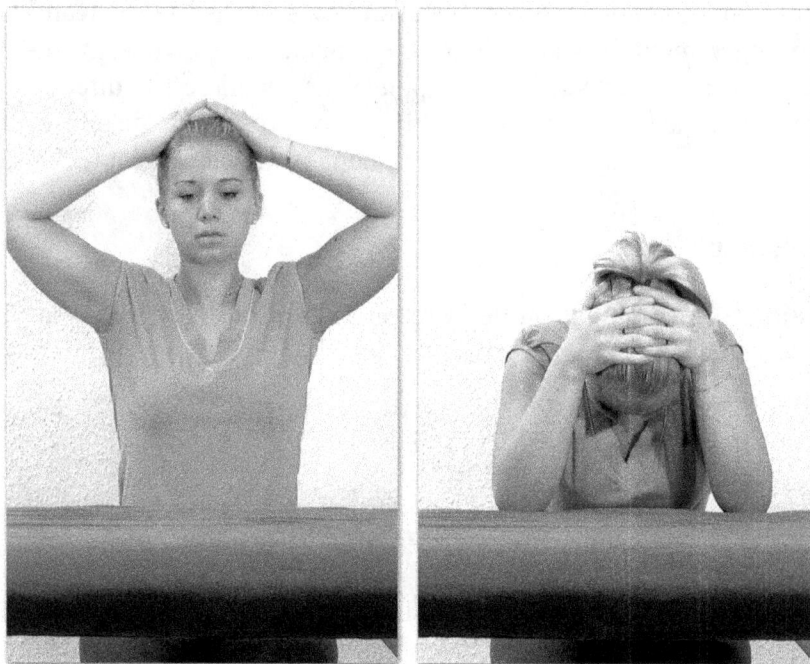

Dissiper les maux de têtes latéraux, librement ou en appui

Test

Appuyez votre tête dans vos mains, comme dans l'exercice précédent, mais cette fois-ci exercez une certaine pression latérale sur l'os pariétal, que vous tirerez doucement vers le haut ou vers le bas. Veillez à ne jamais remuer trop fort mais seulement jusqu'à la première apparition d'une tension. Vous pouvez également faire ce test sans appuyer les coudes. Quelle direction vous paraît plus confortable ? Associez-la à la respiration. Est-ce mieux de l'accomplir lors de l'inspiration ou de l'expiration ?

Exercice

Effectuez pendant une à deux minutes la combinaison de respiration et de mouvement la plus confortable pour vous.

Second test

Réessayez les directions de mouvement et vérifiez s'il y a une amélioration dans la moins bonne direction.

Douleurs au niveau des tempes - exercice de l'os temporal

L'exercice suivant agit sur les douleurs au niveau des tempes via l'os temporal.

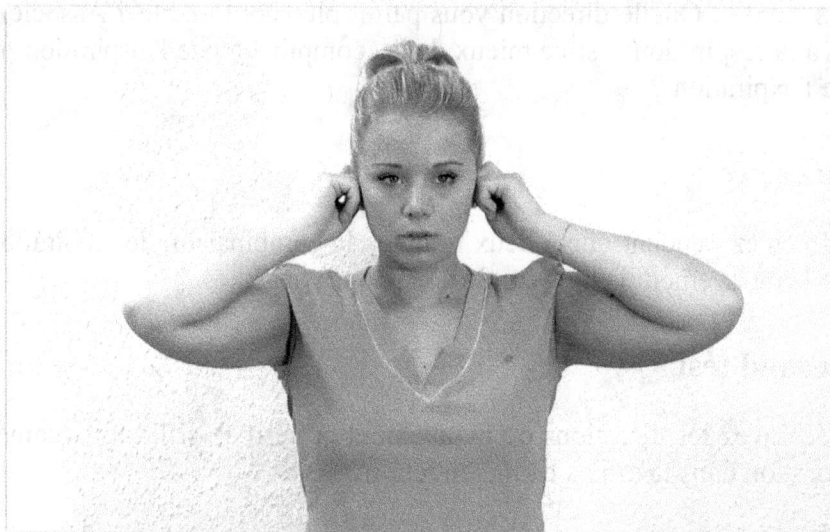

Tirer les oreilles pour lutter contre les maux de tête

Test

Saisissez prudemment mais fermement vos oreilles tout en les écartant doucement de la tête vers l'avant ou vers l'arrière. Quelle direction est plus confortable ? Combinez-la avec la respiration. Est-elle plus agréable lors de l'inspiration ou de l'expiration ?

Exercice

Effectuez pendant une à deux minutes la combinaison deb respiration et de mouvement qui est la plus confortable pour vous.

Second test

Réessayez les deux directions de mouvement et prêtez attention aux changements.

Variantes : Tirez une oreille vers le haut, l'autre vers le bas et inversement.

Si une oreille est nettement plus sensible que l'autre, faites l'exercice avec la meilleure oreille dans la meilleure direction et réessayez pour finir celle qui est plus sensible.

Il y a beaucoup d'autres possibilités - laissez libre cours à l'expérimentation! Les meilleurs exercices sont souvent ceux que vous avez trouvés vous-même.

Douleurs à l'arrière de la tête

Les douleurs situées à l'arrière de la tête sont souvent liées à des troubles du haut de la colonne cervicale. C'est pourquoi vous trouverez les exercices correspondant à cette zone dans le chapitre "colonne cervicale". L'exercice qui suit (basé sur un exercice du Dr. Robert Fulford) peut se faire assis, debout ou également allongé sur le dos.

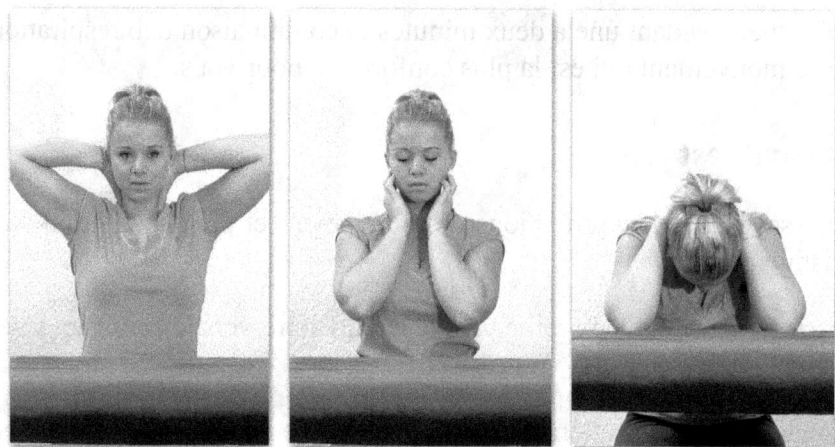

De gauche à droite : exercice sans appui, perception de la mastoïde, exercice en appui

Test

Croisez vos doigts comme pour faire une prière et posez votre tête dans vos mains de sorte que l'éminence thénar (saillie du pouce) soit en contact avec l'apophyse mastoïde de l'os temporal (ce sont les bosses que vous pouvez sentir derrière vos oreilles). Avec la saillie du pouce, tirez les tissus de cette zone légèrement vers le haut, tout en baissant la tête. Ensuite inversez. Levez la tête tout en tirant les tissus au-dessus de l'apophyse mastoïde vers le bas. Quand vous avez trouvé la direction la plus agréable, combinez-la avec la respiration. Est-ce mieux lors de l'inspiration ou de l'expiration ?

Exercice

Pratiquez cette combinaison de respiration et de mouvement pendant une à deux minutes. Allez-y avec douceur et précaution. L'erreur la plus fréquente lors de cet exercice est d'appuyer ou de tirer trop fort.

Second test

Réessayez les deux directions de mouvement et prêtez attention aux changements.

Articulation de la mâchoire/Dents

Les douleurs dentaires et celles de l'articulation de la mâchoire peuvent avoir de lourdes conséquences. Pensez au principe de "l'oignon des douleurs" : là aussi, il se peut que surviennent, après un auto-traitement réussi, des douleurs dans d'autres zones.

Douleurs au niveau de la mâchoire

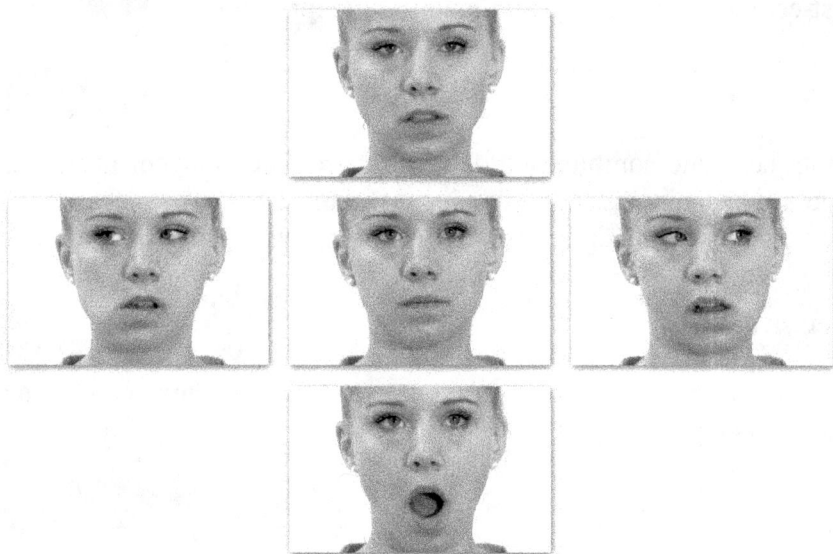

Quelques directions d'exercices pour l'articulation temporo-mandibulaire

Test

Laissez votre bouche ouverte et détendue et testez les directions de mouvement suivantes :

- Mâchoire inférieure vers la droite / vers la gauche
- Mâchoire inférieure vers l'avant / vers l'arrière
- Bouche grande ouverte/bouche fermée avec une légère pression des dents les unes sur les autres.

Lequel des six mouvements vous semble le plus agréable ? Combinez-le avec la respiration. Est-ce mieux lors de l'inspiration ou de l'expiration ?

Exercice

Pratiquez ensuite cette combinaison pendant une à deux minutes.

Second test

Réessayez les six directions du mouvement et prêtez attention aux changements.

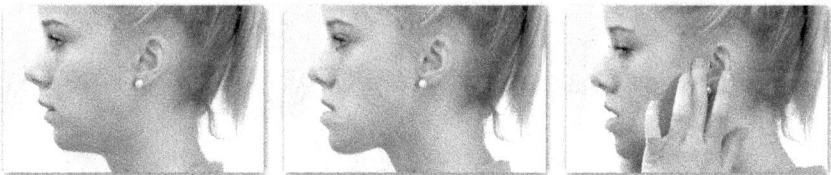

Variante : Si l'articulation temporo-mandibulaire est douloureuse, vous pouvez, dans l'esprit de la technique "strain/counterstrain" (tension contre-tension), placer un doigt dessus et appuyer jusqu'à ce qu'une légère douleur apparaisse. Pour finir, replacez votre mâchoire inférieure dans la position la plus confortable et respirez 1 à 2 minutes de façon détendue. N'oubliez pas de faire des pauses. Pendant l'exercice, diminuez la pression du doigt.

Douleurs au niveau des dents

Si la cause des douleurs dentaires est d'origine inflammatoire, aucune amélioration ne surviendra. Dans ce cas, vous devez consulter votre dentiste.

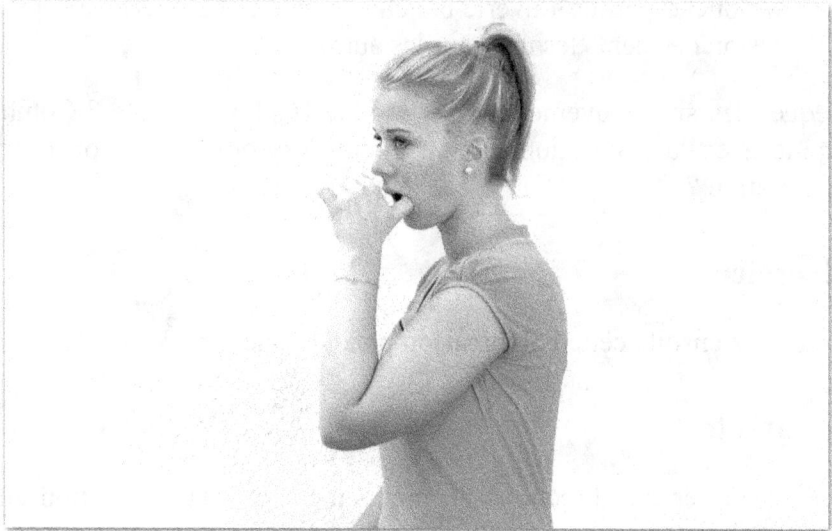

Même les maux de dents peuvent souvent être soulagés grâce à cette technique

Test

Mettez un doigt sur la surface de mastication de la dent sensible.

Testez les possibilités suivantes :

- Exercez sur la dent une légère pression en direction des dents postérieures / en direction des dents antérieures.
- Avec une légère pression sur la dent, tournez le doigt vers l'intérieur / vers l'extérieur.
- Exercez sur la dent une légère pression en direction des lèvres (dents antérieures) ou des joues (dents du fond) / en direction du palais.

Lequel des six mouvements vous semble le plus confortable ? Combinez-le avec la respiration. Est-ce mieux lors de l'inspiration ou de l'expiration ?

Exercice

Pratiquez ensuite cette combinaison respiration/mouvement pendant une à deux minutes.

Second test

Réessayez les six directions du mouvement et prêtez attention aux changements.

Douleurs au niveau de la gorge.

Dans le cas de problèmes vocaux et de troubles de la déglutition et particulièrement lorsqu'ils sont persistants et qu'ils s'aggravent, il vous faut consulter votre médecin. Les exercices présentés sont aisément réalisables, et après un examen minutieux effectué par un spécialiste, sont un très bon moyen de réduire ou même de vous débarrasser de vos douleurs.

Troubles de la déglutition

Un peu au-dessus de votre larynx se trouve votre os hyoïde ; recouvrez-le doucement avec le pouce et l'index de votre main dominante.

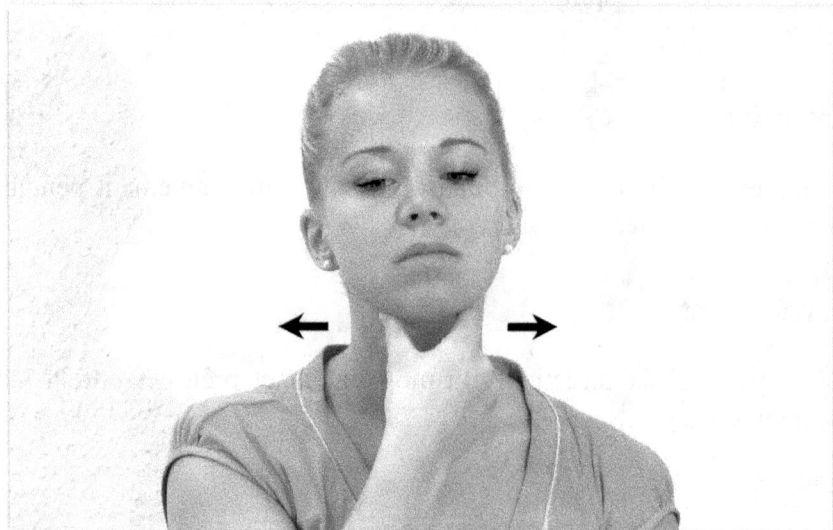

Les troubles de la déglutition peuvent être très tenaces et désagréables

Test

Bougez l'os hyoïde légèrement vers la gauche/droite.

Une fois que vous avez trouvé la direction de mouvement la plus confortable, il ne vous reste plus qu'à déterminer s'il est mieux de la combiner avec l'inspiration ou l'expiration.

Exercice

Pratiquez ensuite cette combinaison respiration/mouvement pendant une à deux minutes.

Second test

Réessayez les deux directions de mouvement et prêtez attention aux changements.

Si vos troubles de la déglutition apparaissent en même temps que des douleurs à l'épaule ou au bras, associez cet exercice avec un exercice épaule-bras. Vos douleurs pourraient avoir un lien avec le dysfonctionnement d'un muscle relié à l'os hyoïde par l'omoplate.

Problèmes vocaux

Pour cet exercice vous avez besoin de quelqu'un que vous connais-
sez, qui puisse évaluer en toute conscience et honnêteté ce qu'il en-
tend de vous.

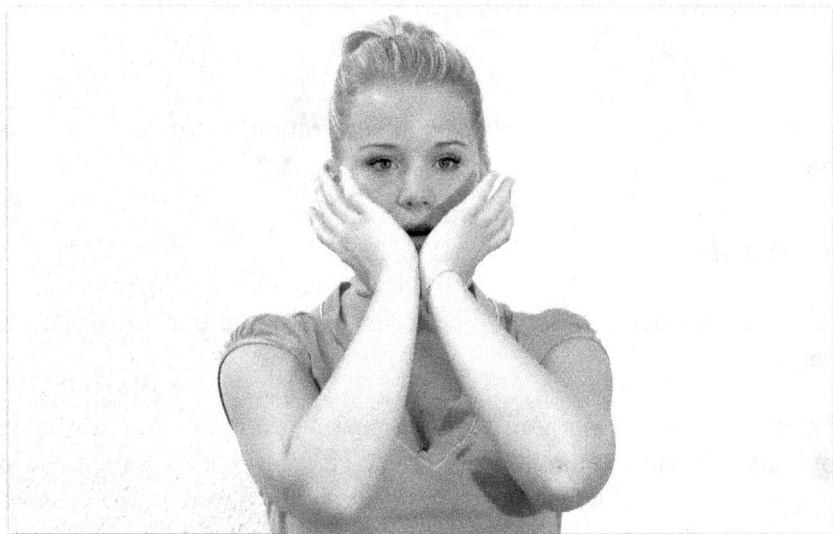

*Cet exercice surprend toujours, cela vaut la peine de le pratiquer ré-
gulièrement*

Test

Chantez de façon audible un long "Aaaaaa" avec un niveau sonore
qui ne soit pas trop fatiguant pour vous. Faites évaluer le volume sonore par votre partenaire sur une échelle de 1 à 10. Il est utile que celui-ci, en participant à l'exercice, vous fasse également évaluer sa
voix.

Exercice

Mettez vos os du poignet devant la bouche côte à côte de sorte que la pointe de vos majeurs se trouve au niveau de vos oreilles.

Si vous faites maintenant résonner votre "Aaaaaa" dans vos mains, vous remarquerez que le son le long des mains est transmis directement à vos oreilles. Vous vous souvenez peut-être comme vous étiez troublé lorsque vous avez entendu la première fois un enregistrement de votre propre voix. La raison pour laquelle nous percevons notre propre voix de manière si différente est la suivante : les gens autour de nous entendent notre voix directement à travers le son qui est transmis par voie aérienne à leur oreille. Mais nous-mêmes, nous entendons notre voix à travers ce qu'on appelle la conduction osseuse. Dans cet exercice, la transmission du son par les mains vous permet de percevoir des fréquences que vous n'entendez pas en temps normal. Cela engendre une réaction-feedback : la voix devient automatiquement plus forte et plus pleine.

Chantez le "Aaaaa" aussi longtemps que possible dans vos mains que vous placerez de façon à entendre votre voix le plus fort possible. Tenez le temps d'apnée après l'inspiration jusqu'à ce que vous sentiez nettement l'impulsion vers l'expiration. Il va se mettre en place un rythme naturel de respiration et de mouvement, que vous devez suivre pendant au moins deux minutes.

Second test

Eloignez vos mains et chantez de nouveau un "Aaaaa". Refaites évaluer le niveau sonore par votre partenaire. Il devrait avoir nettement augmenté. La voie est aussi souvent perçue comme plus agréable et plus marquante.

Colonne vertébrale

Douleurs au niveau de la colonne cervicale

L'exercice principal dans les douleurs liées à la colonne cervicale se pratique sur les 3 plans "oui", "non" et "peut-être".

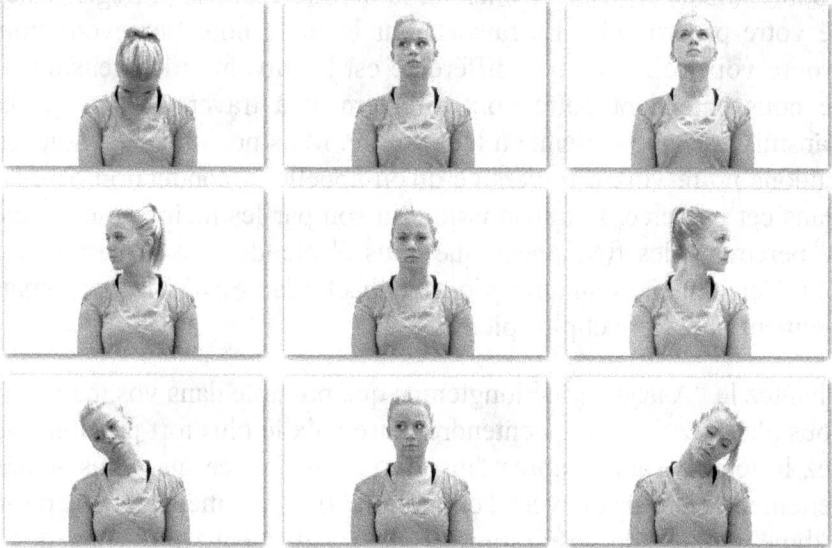

Colonne cervicale, "plan du oui", "plan du non", "plan du peut-être"

Test

Testez laquelle des six possibilités de mouvement suivantes est la plus confortable pour vous :

- Inclinaison de la tête vers l'avant / étirement vers l'arrière (plan du "oui")
- Rotation de la tête vers la droite / vers la gauche (plan du "non")
- Inclinaison latérale de la tête vers l'épaule droite / vers l'épaule gauche (plan du "peut-être")

Laquelle des six directions vous parait la plus confortable ? Combinez-la avec la respiration. Est-ce mieux lors de l'inspiration ou de l'expiration ?

Exercice

Pratiquez ensuite la combinaison respiration/mouvement la plus agréable pendant une à deux minutes.

Second test

Testez une nouvelle fois les six directions de mouvement et prêtez attention aux changements.

En ce qui concerne la colonne cervicale supérieure, surtout au niveau de l'articulation de la tête, il est très efficace de réaliser les mouvements de façon minimale comme si on essayait de transmettre un message secret. Parfois, même un simple mouvement des yeux suffit!

Douleurs de la nuque irradiant la tête

La colonne cervicale est une zone de douleurs dont l'origine se trouve souvent ailleurs. Il est plus important pour notre corps que l'horizon oculaire soit perpendiculaire. S'il se retrouve en déséquilibre en raison d'une mauvaise position du bassin, la colonne cervicale réalise une compensation qui peut engendrer des douleurs. Si les troubles au niveau de la colonne cervicale sont récurrents et que les exercices n'apportent pas de soulagement durable, soyez attentif à la zone du corps où vous avez encore des douleurs (oignon des douleurs!). Si vous mettez en pratique l'auto-traitement ostéopathique pour la zone concernée, les douleurs de la colonne cervicale devraient également diminuer.

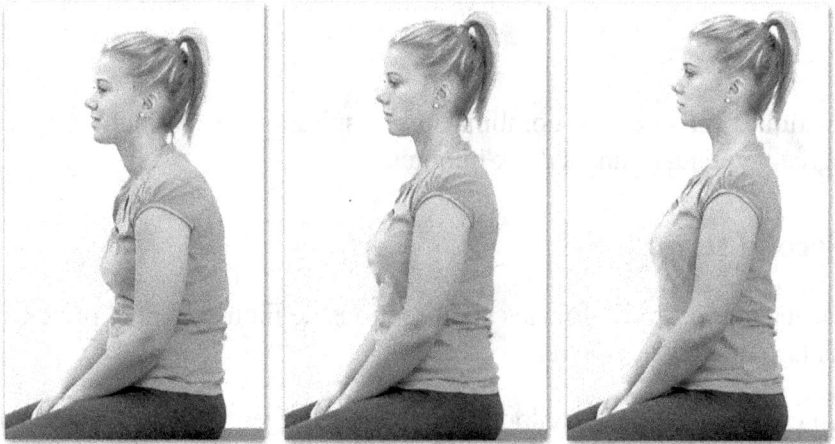

Pour l'exercice du ballon/plomb, il vous faudra de l'imagination

Test

Asseyez-vous sur une chaise ou un tabouret et tenez vous droit et détendu. Veillez à être bien redressé, vous pouvez éventuellement élever votre appendice xiphoïde de 1-2cm vers le haut, pour pouvoir mieux balancer votre tête sur votre colonne cervicale (comme une balle sur une barre verticale). Imaginez que votre tête devient légère et qu'elle souhaite flotter en s'élevant vers le haut comme un ballon rempli d'hélium.

Visualisez ensuite votre tête s'alourdir et votre colonne cervicale fléchir sous ce poids.

Testez les deux solutions sans préjugés : parfois, avoir "la tête lourde comme du plomb" est plus agréable même si le mot "légère" sonne toujours mieux.

Une fois que vous avez trouvé la direction la plus confortable, combinez-la avec la respiration. Est-ce mieux lors de l'inspiration ou de l'expiration ?

Exercice

Pratiquez ensuite cette combinaison respiration/mouvement qui est la plus confortable pendant une à deux minutes.

Second test

Réessayez les deux directions de mouvement et prêtez attention aux changements.

Zone de la colonne vertébrale thoracique/thorax/côtes : en position assise

Commencez par les exercices les plus faciles.

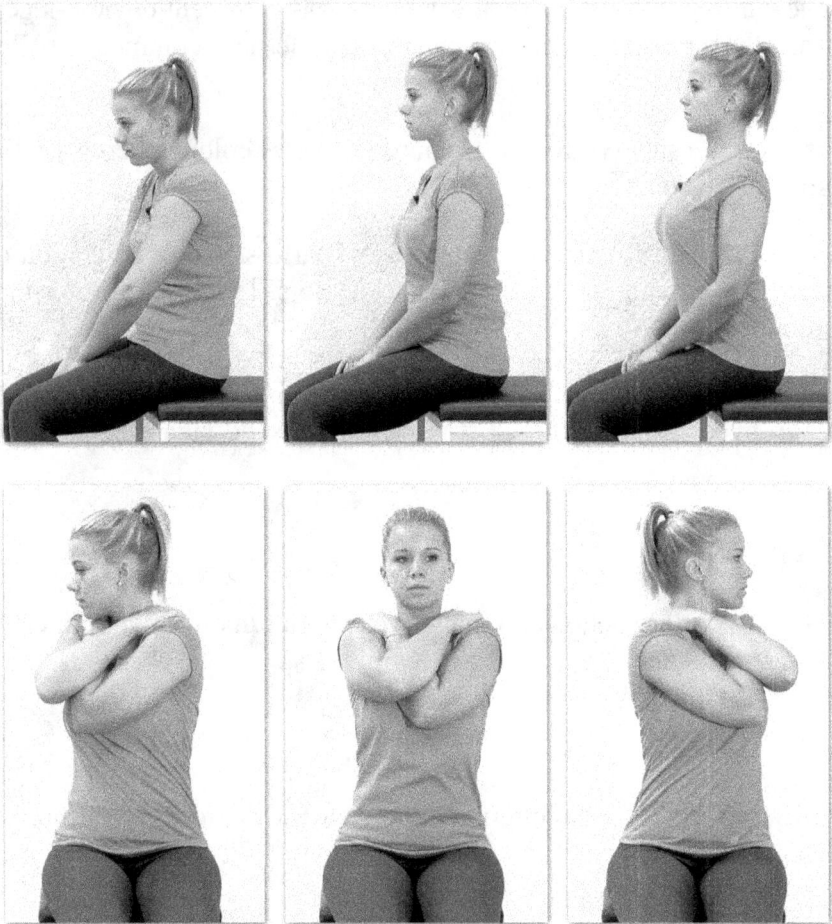

Tester la colonne vertébrale : en haut "plan du oui", en bas "plan du non"

Test

Testez laquelle des six possibilités de mouvement suivantes est la plus confortable pour vous :

- Inclinaison de la colonne vertébrale thoracique vers l'avant / étirement vers l'arrière (plan du "oui")
- Rotation de la colonne vertébrale thoracique vers la droite / vers la gauche (plan du "non")
- Inclinaison latérale de la colonne vertébrale thoracique vers le côté droit / vers le côté gauche (plan du "peut-être")

Laquelle des six directions vous parait la plus confortable ? Combinez-la avec la respiration. Est-ce mieux lors de l'inspiration ou de l'expiration ?

Exercice

Pratiquez cette combinaison pendant une à deux minutes.

Second test

Testez de nouveau les six directions de mouvement et prêtez attention aux changements.

Zone de la colonne vertébrale thoracique/thorax/côtes : en position debout

La variante suivante, pratiquée en position debout, est particulièrement efficace. Les pieds sont écartés de la largeur des épaules, les genoux sont légèrement pliés. Posez les mains croisées sur les épaules et enroulez votre dos de façon jusqu'à ce que cela soit agréable.

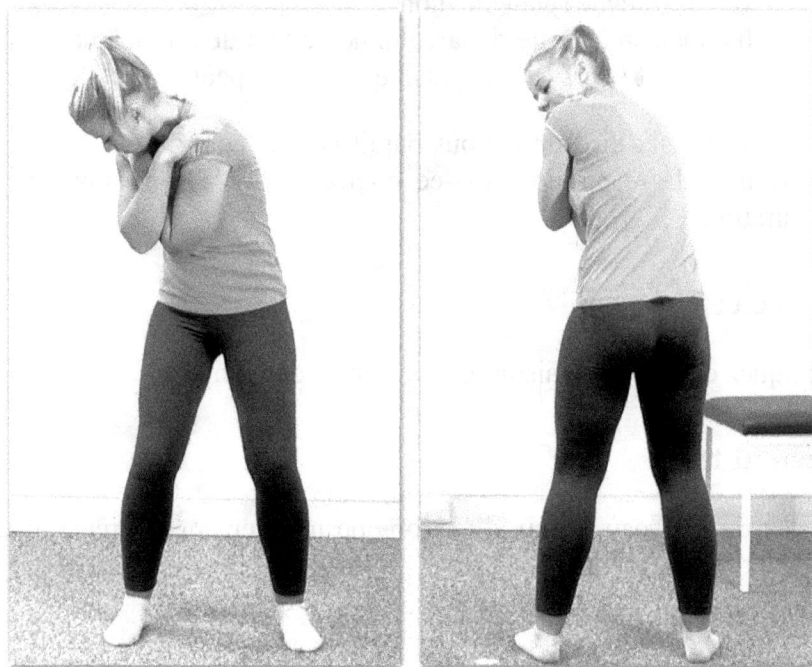

Le "plan du non" en position debout

Test

Tournez le torse vers la gauche / vers la droite

Avez-vous trouvé une direction plus confortable ? Il ne reste plus alors qu'à découvrir à quelle phase de respiration le mouvement est plus adapté.

Exercice

Pratiquez la combinaison respiration/mouvement pendant deux à trois minutes.

Second test

Testez à nouveau les deux mouvements et prêtez attention aux changements.

Exercice de contre-tension pour la zone du thorax

Cet exercice est utile en cas de douleurs au niveau de la colonne vertébrale thoracique, des côtes et du sternum. Il peut aussi être d'une aide précieuse en cas de douleurs provoquées par les organes internes, comme par exemple les brûlures d'estomac.

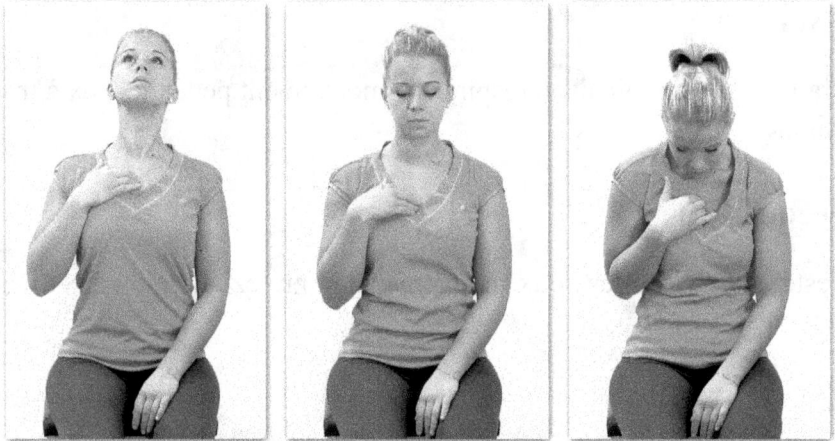

Dans la technique "strain/counterstrain" (tension contre-tension) faites attention aux modifications du point douloureux en testant les plans

Test

Cherchez un point douloureux au niveau du sternum et de la base des côtes. Ensuite, testez l'effet des mouvements de la colonne vertébrale l'un après l'autre dans les trois plans. Commencez par le test de l'inclinaison et de l'étirement du haut du corps ("plan du oui"). Souvent l'inclinaison conduit à un soulagement des douleurs. Restez dans la position la plus confortable. A partir de celle-ci, continuez à tester sur le "plan du non", autrement dit tournez le haut du corps vers la droite puis vers la gauche et maintenez de nouveau la position la plus confortable. Pour terminer, rajoutez une légère inclinaison sur le côté ("plan du peut-être"). Avec cette méthode, les variations de mouvement se réduisent au fur et à mesure, la diminution de la douleur au point sensible devrait être si possible de 20% ou moins dans la position adoptée. Ce qui fonctionne le mieux est de positionner son corps en s'imaginant que l'on "s'enroule" autour du point douloureux.

Exercice

Pressez le point sensible avec votre doigt tout en maintenant la position la plus indolore possible puis inspirez et expirez de façon détendue. Veillez à ne pas occasionner de douleurs avec la pression exercée par votre doigt qui doit, au contraire, se faire en douceur tout au long de l'exercice. Il peut être utile de renforcer la pression sur une phase de respiration puis de la diminuer - essayez et voyez ce que vous ressentez. Pratiquez pendant au moins deux minutes. Il est permis d'ajuster sa position pendant ce laps de temps.

Second test

Revenez très lentement à la position de départ et réessayez le point douloureux. La douleur devrait avoir diminué d'au moins 70%. Dans l'idéal, ce point devient indolore.

Exercice pour les douleurs plus importantes

Dans le cas de douleurs plus importantes, il est recommandé de réaliser les exercices dans la position la moins douloureuse possible. Pour le sternum et la colonne lombaire, il s'agit souvent de la position à quatre pattes. A partir de cette position, les trois plans peuvent être à nouveaux testés et faire l'objet d'exercices.

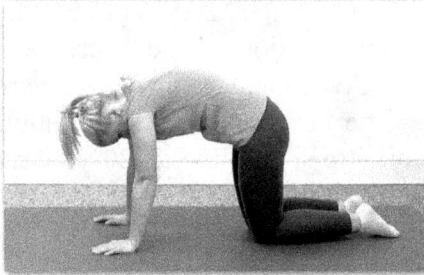

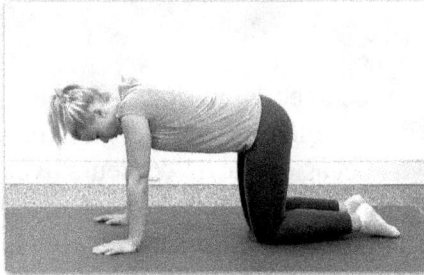

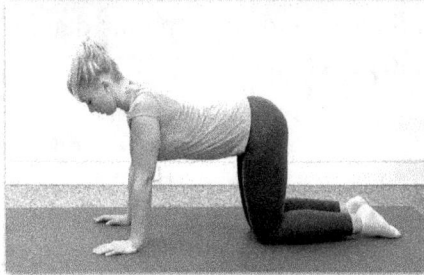

Quand rien ne va plus : la position à quatre pattes, ici le test dans le "plan du oui"

Test

- Inclinaison / Etirement de la colonne vertébrale thoracique ("plan du oui")
- Rotation de la colonne vertébrale thoracique vers la droite / vers la gauche ("plan du non")
- Inclinaison latérale de la colonne vertébrale thoracique vers le côté droit / vers le côté gauche ("plan du peut-être)

Lequel des six mouvements vous semble le plus confortable ? Combinez-le avec la respiration. Est-ce mieux de le pratiquer lors de l'inspiration ou de l'expiration ?

Si les mouvements dans le "plan du non" et celui du "peut-être" sont trop compliqués pour vous, pratiquez-les seulement dans le "plan du oui".

Exercice

Pratiquez la combinaison respiration/mouvement pendant deux à trois minutes.

Second test

Réessayez les mouvements dans le plan utilisé dans l'exercice et prêtez attention aux changements.

Douleurs lombaires

Les douleurs au niveau des vertèbres lombaires sont souvent particulièrement persistantes et ont tendance à devenir chroniques. Quand on demande à des patients depuis combien de temps ils ont leurs douleurs, on obtient souvent la réponse : "J'ai toujours eu mal au dos". L'une des raisons à cela est que souvent, on néglige le fait qu'il ne s'agit pas d'une limitation de mouvement mais d'une hypermobilité voire d'une instabilité. Voici ci-dessous tout d'abord la présentation des exercices en cas de limitation de mouvement.

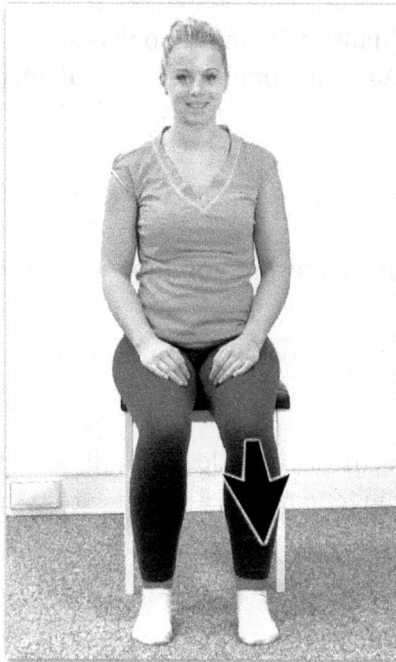

"Plan du non" : si on avance le genou, le bassin se tourne dans la direction correspondante

Test

Asseyez-vous droit et détendu sur une chaise ou un tabouret. A présent, poussez le genou droit vers l'avant de un à trois centimètres, de sorte que votre bassin entame une rotation ("plan du non"). Revenez dans la position de départ et testez le même mouvement avec le genou gauche. Avez-vous trouvé une direction de mouvement plus confortable ? Il ne vous reste donc plus qu'à découvrir à quelle phase de respiration le mouvement s'adapte le mieux.

Exercice

Pratiquez la combinaison respiration/mouvement pendant environ deux minutes.

Second test

Testez à nouveau les deux mouvements et prêtez attention aux changements.

En pratiquant dans le "plan du oui", c'est-à-dire en penchant et en étirant le rachis lombaire, il peut être plus pratique de voir le bassin comme une coque remplie d'eau à ras bord. Bougez à présent le bassin comme si vous vouliez déverser avec précaution de l'eau vers l'avant et/ou vers l'arrière. En vous inclinant latéralement, pressez un ischion dans le support et imaginez que le rachis lombaire forme un "C" vu de face.

L'exercice de la "mer qui ondule"

L'exercice de Qi Gong de la "mer qui ondule" est parfaitement appro-prié comme technique approfondie après l'exercice des vertèbres lombaires et il est très efficace pour toute la colonne vertébrale.

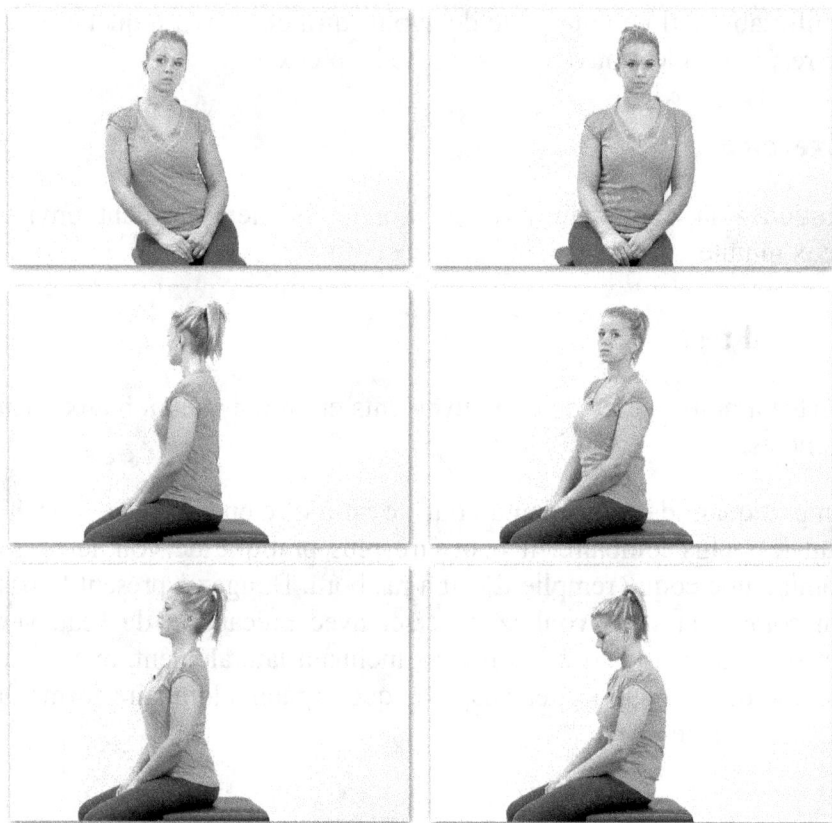

La "mer qui ondule" : un des exercices de Qi Gong les plus anciens et les plus efficaces

Pendant que vous êtes assis détendu sur une chaise ou un tabouret, concentrez-vous sur l'extrémité inférieure de la colonne vertébrale au niveau du sacrum.

Commencez avec l'exercice sur le "plan du peut-être" : basculez le sacrum légèrement vers la gauche (le sacrum est situé au-dessus du coccyx et en dessous de la dernière vertèbre lombaire). Suivez à présent ce "transfert à gauche" de la colonne vertébrale à savoir vertèbre par vertèbre jusqu'en haut vers la tête. Ensuite, faites glisser la colonne sur la droite de façon similaire. Faites-le sans effort et sans volonté trop forte de "bien faire". Il suffit de porter tout doucement son attention intérieure vers la zone que vous voulez bouger. Si vous répétez le mouvement, essayez de gagner en "fluidité" et en rapidité. Si vous restez bien détendu, vous parviendrez à un rythme de mouvement calme ressemblant à celui d'un serpent. Continuez le mouvement jusqu'à ce qu'il semble facile et que les muscles du dos se réchauffent et se relâchent.

Si une partie précise de la colonne vertébrale est difficile à faire bouger dans l'une ou l'autre des directions du mouvement, interrompez l'exercice. Procédez de la façon suivante :

Test

Essayez de voir si bouger la partie la moins mobile de votre colonne vertébrale dans la direction opposé est confortable. Si c'est le cas, combinez le mouvement avec la respiration. Est-ce que la combinaison est plus confortable lors de l'inspiration ou de l'expiration ?

Exercice

Pratiquez la combinaison respiration/mouvement pendant quelques cycles respiratoires.

Second test

Testez de nouveau les deux directions de mouvement et prêtez attention aux changements.

Si une amélioration s'est produite, poursuivez avec l'exercice de "la mer qui ondule".

La "mer qui ondule" peut se pratiquer également sur les deux autres plans. Sur le "plan du oui", déplacez le coccyx légèrement vers l'avant, ce qui fera se déplacer légèrement vers l'arrière le sacrum situé au dessus et le bassin dans son entier. Ensuite, déplacez toutes les vertèbres vers l'arrière sans effort en partant du bas et en remontant vers la tête (mouvement de la chenille).

Sur la rotation ("plan du non"), le coccyx et le sacrum se tournent ensemble, et là aussi déroulez à nouveau toutes les vertèbres de bas en haut (mouvement tournant).

Variante :

Le terme ostéopathique "unwinding" décrit l'action de dénouement des tissus. L'auto-traitement par cette technique fonctionne de la façon suivante : Après avoir pratiqué sur les trois plans séparément, déplacez-vous intuitivement à partir du "plan du non" dans tous les plans simultanément. Faites-le de manière ludique et sans effort, laissez-vous guider par votre ressenti, comme si vous observiez votre corps bouger de lui-même.

Colonne vertébrale instable - "plan du non"

Certains problèmes de la colonne vertébrale sont liés à une instabilité d'un des segments de la colonne. Celle-ci a deux systèmes musculaires différents : un système global responsable de tous les mouvements de grande ampleur et de ceux qui concernent le corps tout entier, et un système local qui garantit la stabilité de la colonne vertébrale. Imaginez que la colonne soit une pile de blocs de construction ou de boîtes d'allumettes. Le système musculaire global relie sur de grandes distances les boîtes du bas avec celles du haut, le système local relie toujours une boîte avec les deux qui se trouvent juste à côté. Si on essaie de déséquilibrer cette tour, le système global s'y oppose par une tension unilatérale. Le système local au contraire maintient la stabilité des segments individuels les uns par rapport aux autres. Si vous appuyiez seulement sur la boîte supérieure et sur celle du bas, les boîtes intermédiaires, sans le système local, seraient écrasées et la tour s'effondrerait. L'interaction de ces deux systèmes est d'une importance cruciale! Les exercices suivants permettent d'identifier la perte de contrôle des mouvements (instabilité) et de la compenser.

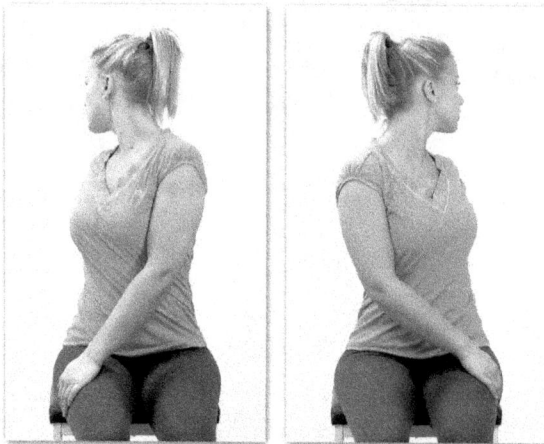

Voici le test préliminaire : le véritable exercice se fait sans mouvements visibles!

Test

Asseyez-vous droit et détendu sur une chaise ou un tabouret. Testez la rotation de la colonne vertébrale ("plan du non") dans les deux directions. En tournant, concentrez-vous sur la sensation éprouvée au niveau de vos lombaires ainsi qu'à l'instant à partir duquel le mouvement devient inconfortable.

Revenez à présent à la position de départ. Pendant que votre conscience reste en partie concentrée sur le segment de votre colonne vertébrale qui provoque les symptômes (il s'agit souvent d'un segment de la colonne lombaire inférieure), essayez juste d'imaginer (!) que vous avanciez légèrement vers l'avant votre genou droit. Aucun mouvement ne doit être visible. Le but est de sentir que vous avez le contrôle de vos muscles. Vous testez la connexion de vos muscles à votre cerveau. Retrouvez ensuite la position de départ et testez l'autre genou - en le visualisant seulement! Si vous sentez de nettes différences, cela est probablement lié à une instabilité segmentale. Celle-ci se manifestera sans doute en vous donnant l'impression que beaucoup plus de muscles sont nécessaires au mouvement d'un côté de votre corps tandis que l'autre côté semble se mouvoir sans difficulté comme une mécanique bien huilée. Parfois, le plus mauvais des deux côtés semble même bloqué. Avez-vous trouvé une direction de mouvement plus confortable (plus facilement contrôlable) ? Il ne vous reste plus alors qu'à découvrir à quelle phase de respiration elle s'adapte le mieux.

Exercice

Pratiquez la combinaison respiration/mouvement pendant environ deux minutes. Restez concentré sur le segment problématique. Vous n'avez besoin d'aucune connaissance anatomique pour cela. Ressentez juste cette zone. Vu de l'extérieur, on pourrait penser que vous vous êtes endormi en position assise, alors qu'en réalité, vous n'avez fait que porter votre attention sur l'intérieur de votre corps et que vous êtes tout à fait actif. Pratiquez ces exercices de stabilisation segmentaire avec une conscience intérieure particulière. Il se peut que cela vous prenne un peu de temps pour atteindre le résultat escompté. Chez la plupart de mes patients, même les troubles existants depuis des années se corrigent au bout d'un mois maximum. Cela implique bien entendu une pratique quotidienne assidue.

Second test

Testez à nouveau les deux directions et prêtez attention aux changements. Si le plus mauvais côté se laisse plus facilement guider, testez de nouveau la rotation de la colonne vertébrale comme dans le test de départ. Là aussi, vous devriez sentir une nette amélioration, car l'interaction des systèmes musculaires est désormais coordonnée de manière plus harmonieuse.

Colonne vertébrale instable ("plan du peut-être")

Test

Imaginez que vous vouliez enfoncer l'os iliaque un peu plus fort dans ce qui vous sert d'assise, faites attention à la manière dont se déclenche le mouvement. Si vous testez ensuite l'autre côté, vous retrouverez de nettes différences en cas de problèmes de stabilité. Avez-vous trouvé une direction de mouvement plus confortable (mieux contrôlable) ? Il ne vous reste plus alors qu'à découvrir à quelle phase de respiration elle s'adapte le mieux.

Exercice

Pratiquez la meilleure combinaison respiration/mouvement pendant environ deux minutes.

Second test

Testez de nouveau et prêtez attention aux changements.

Variante d'exercice sur le "plan du oui"

Vous ne devriez tester le "plan du oui" que lorsque vous avez déjà pratiqué plusieurs fois les autres plans ou que vous n'avez pu ressentir jusque là aucune différence.

Test

Imaginez que votre bassin soit un bol rempli d'eau à ras-bord. Imaginez que vous vouliez déverser de l'eau vers l'avant. Pour le système musculaire global, cela impliquerait de cambrer la colonne mais : aucun mouvement ne doit être visible. Evaluez seulement à quel point le mouvement se déclenche facilement. A présent, testez la direction opposée : imaginez que vous vouliez déverser de l'eau vers l'arrière (dans le système global "dos rond"). Testez de nouveau par votre imagination seulement avec quelle facilité vous pouvez tirer votre pubis vers l'appendice xiphoïde, sans qu'un seul mouvement se fasse. Lors de la première impulsion de mouvement dans cette direction, vous devriez pouvoir sentir que les muscles abdominaux se contractent de façon minimale - sans pour autant se raccourcir. Effectuez ces tests de façon particulièrement ludique et sans vous crisper. Ensuite jugez si une direction vous semble plus facile ou plus confortable que l'autre. Avez-vous trouvé une direction de mouvement plus confortable (mieux contrôlable) ? Il ne vous reste plus alors qu'à découvrir à quelle phase de respiration elle s'adapte le mieux.

Exercice

Pratiquez la combinaison respiration/mouvement pendant environ deux minutes.

Second test

Refaites le test et prêtez attention aux changements.

La zone du bassin

Douleurs dans la région du plancher pelvien

Cet exercice est approprié par exemple en parallèle d'une thérapie pour l'incontinence urinaire.

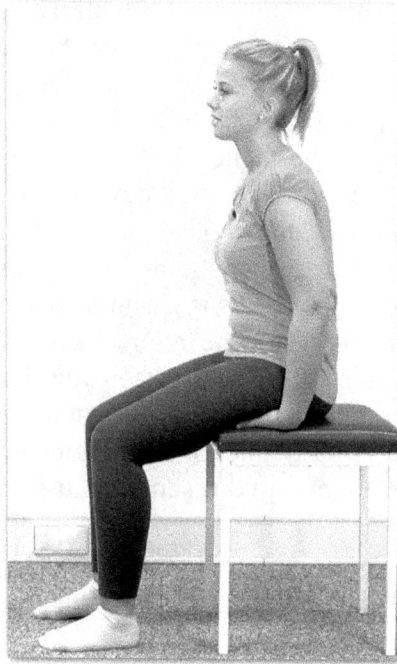

L'exercice du plancher pelvien : doux et efficace

Test

Placez les paumes de vos mains sous vos fesses de façon à pouvoir saisir les os iliaques du bout de vos doigts.

Contractez le plancher pelvien. Pour ce faire, il peut être utile d'imaginer que l'on rentre en soi tout le plancher pelvien. Essayez pour voir si la contraction s'associe mieux avec l'inspiration ou avec l'expiration. Ce qui compte surtout, c'est de pouvoir ressentir la manière dont ces muscles se laissent commander. Ce n'est pas la force qui compte!

Exercice

Effectuez cette combinaison de respiration et de mouvements pendant au moins deux minutes. Veillez à maintenir les temps d'apnée jusqu'à ce que vienne l'élan intérieur de reprise de votre respiration.

Second test

Refaites le test pour voir si vous parvenez à contrôler les muscles de votre plancher pelvien.

Douleurs dans la zone de l'articulation sacro-iliaque

Cette zone se trouve à gauche et à droite du sacrum.

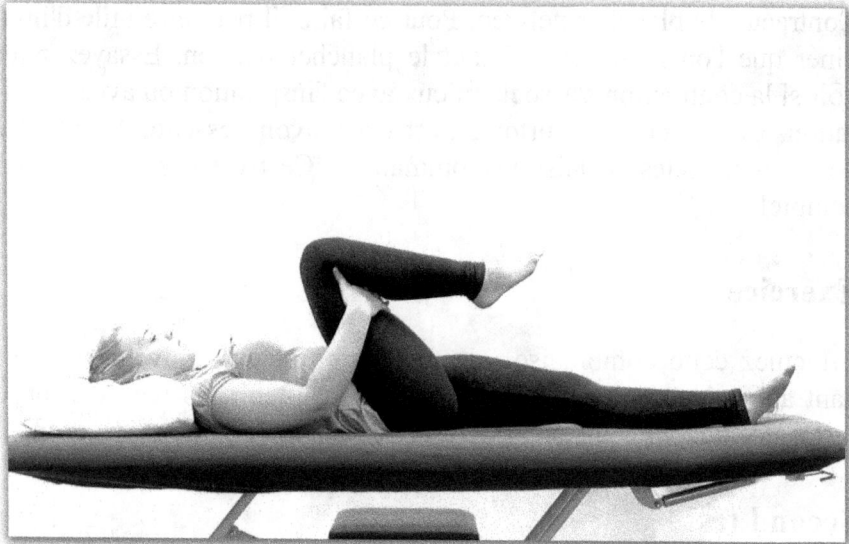

L'exercice de l'articulation sacro-iliaque a presque toujours un effet positif et souvent, les douleurs ne sont que l'enveloppe extérieure de "l'oignon des douleurs". Faites donc attention à tout changement après l'avoir exécuté.

Test

Allongez-vous détendu sur une surface stable mais pas trop dure, l'idéal étant un tapis d'exercice. Fléchissez une jambe de façon à pouvoir la saisir avec les mains au creux du genou. Si cela ne vous est pas possible, utilisez une serviette roulée pour vous aider. Prêtez attention à la facilité avec laquelle vous fléchissez la jambe et au confort de la position finale. Testez ensuite l'autre jambe.

Exercice

Pratiquez le côté le plus confortable. Pliez la jambe et saisissez-la des deux mains au creux du genou.

Au cours d'une phase de respiration, tirez la jambe légèrement vers vous - pendant l'autre phase de respiration ramenez-la en position de départ. En général, il est plus aisé de tirer la jambe en inspirant. Dans tous les cas, elle doit être complètement détendue - le mouvement vient seulement de vos bras et doit être très léger. Pratiquez pendant au moins deux minutes.

Second test

Réessayez le fléchissement des deux jambes et prêtez attention aux changements.

Douleurs au niveau des fesses

L"exercice est basé sur la "technique fonctionnelle" du Dr. Johnston et est parfaitement adapté à l'auto-traitement de points douloureux dans la région des fesses, que l'on décrit souvent par erreur comme des "douleurs sciatiques".

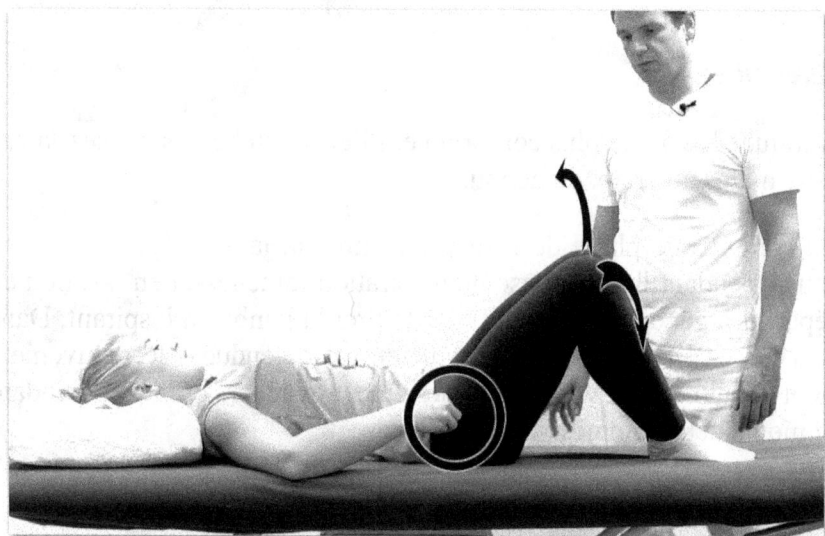

En cas de douleurs au niveau du fessier jusqu'à l'extérieur de la jambe, cet exercice est utile, il équilibre le bassin

Test

Allongez-vous, jambes pliées, sur un tapis d'exercice ou sur une surface similaire. Appuyez assez fort sur le point douloureux pour pouvoir bien le sentir. Maintenez votre appui sur ce point et évaluez la tension et la douleur ressentie. Ensuite, laissez doucement tomber la jambe du côté douloureux vers l'extérieur.

Observez précisément si et de quelle façon la tension et la douleur dans cette zone se modifient. Ramenez ensuite la jambe dans la position de départ. Puis, laissez tomber lentement l'autre jambe vers l'extérieur et observez le point douloureux. Ramenez la jambe dans la position de départ. Tandis que vous continuez à appuyer sur le point douloureux et que vous observez, laissez tomber simultanément les deux jambes vers la gauche en gardant serrés le genou et la cheville. Pour terminer, faites la même chose avec les deux jambes du côté droit. L'un de ces mouvements devrait avoir considérablement réduit la douleur et la tension du point ciblé. Il s'agira alors de votre mouvement d'exercice. Inspirez en prenant la position qui vous est la plus confortable et expirez en revenant à la position de départ. Ensuite, inversez la combinaison respiration et mouvement, c'est-à-dire que vous prenez la position confortable lors de l'expiration et revenez en position initiale lors de l'inspiration. Veillez à procéder en douceur. Dans cet exercice, on parvient souvent à atteindre la position la plus confortable grâce à des mouvements de faible amplitude.

Exercice

Pratiquez l'association respiration et mouvement avec les temps d'apnée correspondants pendant quelques minutes.

Second test

Réessayez le point douloureux. La douleur ainsi que la tension devraient avoir nettement diminué.

Variante : Au cours de l'exercice, restez dans la position la plus confortable et inspirez/expirez de façon détendue - ne pas oublier les temps d'apnée!

Problèmes au niveau des hanches

On peut bouger la hanche autour des 3 axes de mouvement. Généralement on obtient de bons résultats dans le "plan du non". On peut
pratiquer l'exercice aussi bien allongé que debout.

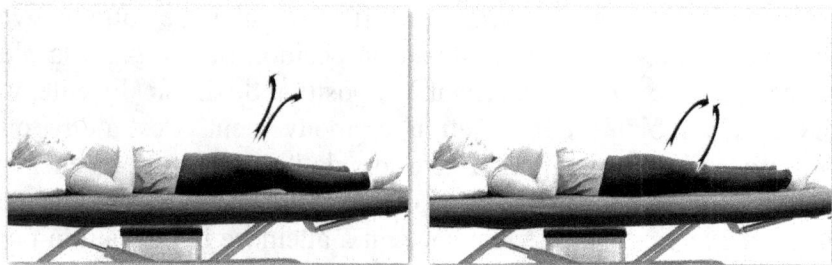

*Roulement des jambes vers l'extérieur et vers l'intérieur : plus il sera
fait en douceur, plus il sera efficace!*

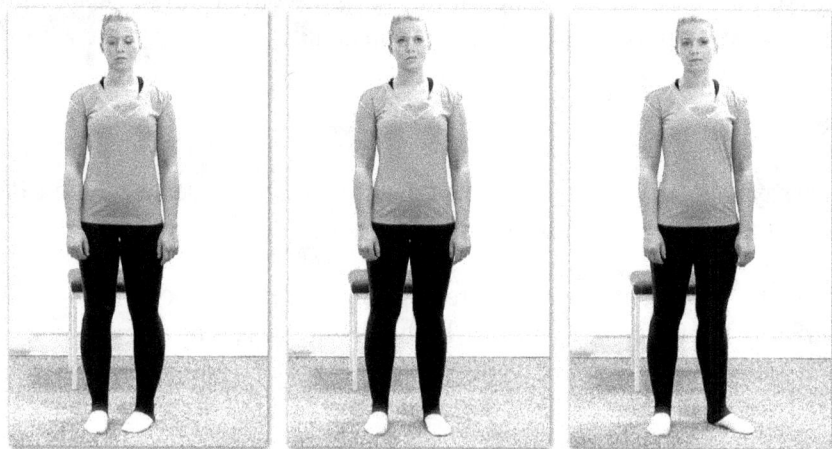

L'exercice peut aussi être accompli debout

Test

Allongez-vous sur le dos et tournez votre jambe droite vers l'intérieur / vers l'extérieur. Testez ensuite de la même manière la jambe gauche.

Lequel des quatre mouvements est le plus confortable ? Associez-le à votre respiration. Préférez-vous le faire lors de l'inspiration ou de l'expiration ?

Exercice

Pratiquez cette combinaison respiration / mouvement pendant au moins deux minutes.

Second test

Réessayez les quatre directions de mouvement et prêtez attention aux changements.

Variante : Pendant l'exercice, maintenez la jambe dans la position la plus confortable et inspirez/expirez de manière détendue - ne pas oublier les temps d'apnée! Cette variante est particulièrement appropriée à la position debout.

Zone hanche/pubis/adducteurs

Les adducteurs sont les muscles de la face interne des cuisses. En cas de douleurs de hanche, ils sont souvent très tendus. Une pratique quotidienne sur une période de temps prolongée peut s'avérer très utile.

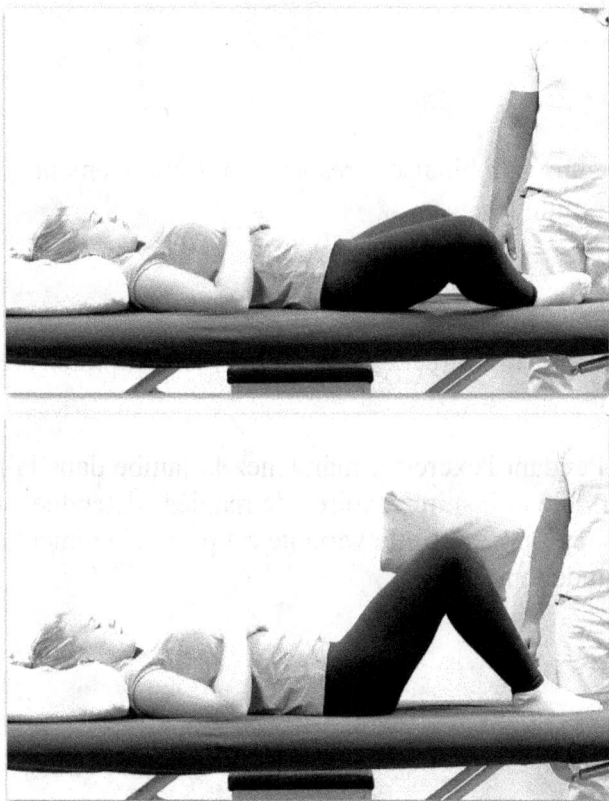

Cet exercice est aussi approprié dans le cas de douleurs au niveau du pubis

Test

En position allongée, mettez vos jambes en position pour que celles-ci forment un angle de 90° au niveau des genoux. Maintenant, laissez vos genoux s'écarter lentement l'un de l'autre. A la première résistance, revenez à la position de départ. Puis écartez un peu les pieds (30-40 cm est souvent la position la plus confortable) et appuyer les genoux l'un contre l'autre. Quelle position est plus confortable pour vous ? Si c'est celle qui consiste à lâcher vos genoux, alors testez la façon dont vous pouvez au mieux associer la respiration et le mouvement. Si la pression des genoux l'un contre l'autre est plus confortable, prenez entre les genoux un traversin, un coussin ou autre accessoire similaire (l'exercice fonctionne bien sûr sans cet accessoire) et serrez-le. Regardez ensuite s'il vous est plus facile de faire pression de vos genoux l'un sur l'autre au moment de l'inspiration ou de l'expiration.

Exercice

Pratiquez la combinaison la plus confortable pendant au moins deux minutes.

Second test

Réessayez les deux possibilités et prêtez attention aux changements.

Articulation du genou

Exercice pour le genou "les mains guérisseuses"

Asseyez-vous sur une table stable de afin que vos jambes puissent pendre librement et bouger en toute souplesse. Sinon vous pouvez aussi vous asseoir sur une chaise ou un tabouret.

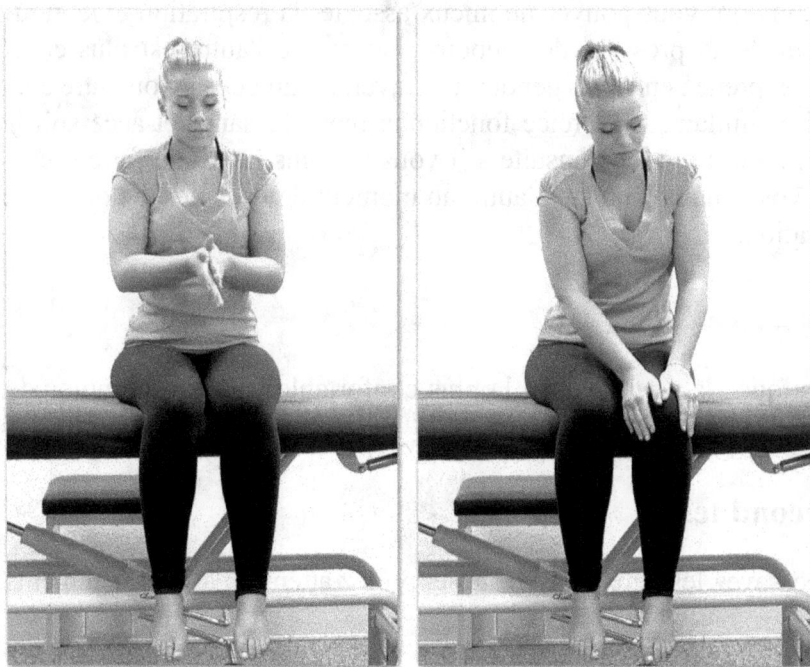

Un exercice qui peut sembler étrange mais qui a véritablement fait ses preuves

Test

Evaluez l'intensité de vos douleurs au genou sur une échelle de 1 à 10.

Exercice

Lors d'une inspiration et du temps d'apnée suivant, frottez vigoureusement vos mains l'une contre l'autre jusqu'à sentir la chaleur dans vos paumes de mains. Dès que vous ressentez le besoin d'expirer, posez doucement les mains autour du genou, comme si vous vouliez transmettre la chaleur de vos mains à votre genou. Il faut que la sensation soit agréable. Certaines personnes préfèrent la variante opposée : frottement lors de l'expiration - mains autour du genou lors de l'inspiration. Entraînez-vous pendant au moins 10 cycles de respiration.

Second test

Réévaluez votre douleur au genou sur l'échelle de 1 à 10.

Exercice pour le genou "rotation"

Asseyez-vous détendu sur une chaise et posez les mains, paumes vers le bas, sur les genoux. Les pieds sont écartés de la largeur des hanches, les talons à la perpendiculaire des genoux.

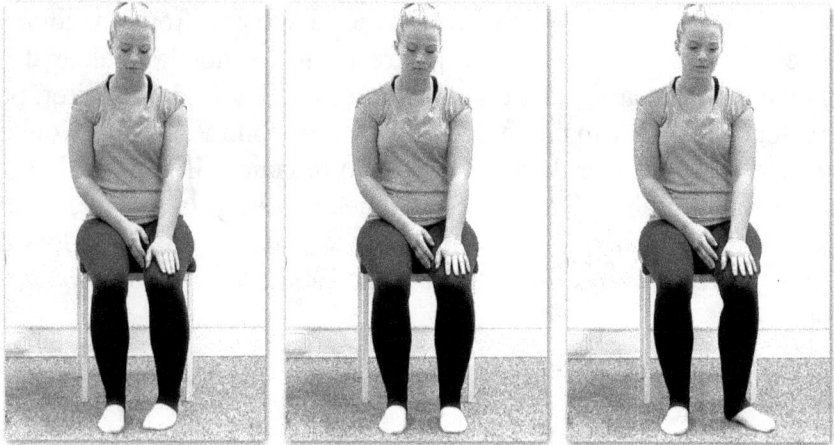

De gauche à droite : pieds tourné vers l'intérieur, en position neutre et tourné vers l'extérieur

Test

Tournez le pied droit vers l'intérieur. Conservez la position de la jambe et stabilisez vos genoux à l'aide de vos mains. Revenez à la position de départ. Puis testez la rotation du pied droit vers l'extérieur. Ensuite testez les mêmes mouvements avec le pied gauche. Laquelle des quatre directions vous parait la plus confortable ? Associez-la à la respiration. Préférez-vous le faire lors de l'inspiration ou de l'expiration ?

Exercice

Pratiquez cette combinaison respiration/mouvement pendant une à deux minutes.

Second test

Réessayez les quatre directions et prêtez attention aux changements.

Exercice pour l'équilibre de la musculature du genou

C'est en faisant des essais que vous découvrirez lequel des trois exercices est le plus efficace pour vos genoux.

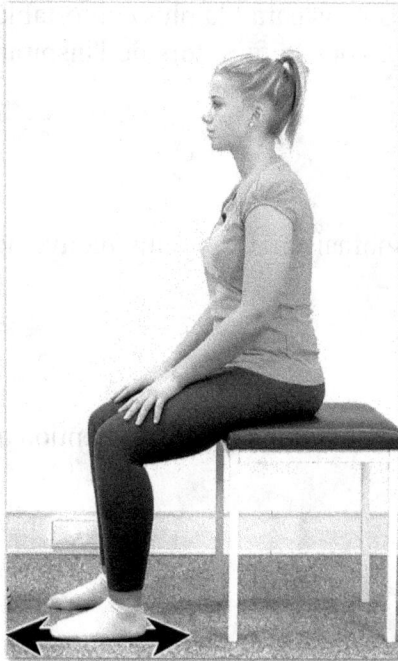

Le mouvement présenté ne s'exécute que par le biais de l'imagination!

Test

Asseyez-vous détendu sur une chaise ou un tabouret et appuyez doucement vos pieds dans le sol. Posez les mains sur vos cuisses. Imaginez que vous glissez le pied droit vers l'avant. Vous sentirez que la musculature du haut de la cuisse se contracte. Ensuite, imaginez que vous tirez le pied sous la chaise ou le tabouret. La musculature de la partie inférieure de votre cuisse va se contracter. Avez-vous trouvé une direction de tension plus agréable ? Il ne vous reste plus alors qu'à découvrir si elle s'associe mieux avec l'inspiration ou l'expiration.

Exercice

Pratiquez cette combinaison pendant six à dix cycles de respiration.

Second test

Répétez le test de départ et prêtez attention aux changements.

Variante 1 : Testez les deux jambes simultanément en imaginant que vous appuyez sur un pied en l'éloignant de vous et qu'en même temps, vous tirez l'autre sous la chaise ou le tabouret. Testez pour voir comment vous pouvez associer de la manière la plus confortable respiration et contraction/détente.

Variante 2 : Testez d'abord s'il vous est plus facile de tourner le pied vers l'intérieur ou l'extérieur et ensuite gardez-le dans la meilleure position. Pour terminer, imaginez que vous éloignez votre pied de vous en appuyant dessus et que vous le ramenez et pratiquez la tension la plus confortable au rythme de votre respiration.

Les pieds

Vous trouverez, dans le chapitre "maux de tête", un très bon exercice. Il est préférable de réaliser les exercices suivants en position allongée.

Problèmes au niveau de l'articulation supérieure de la cheville

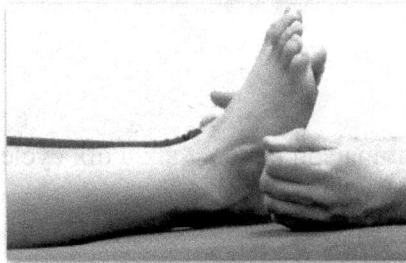

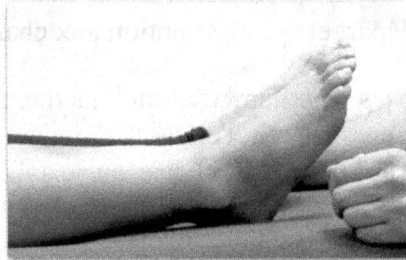

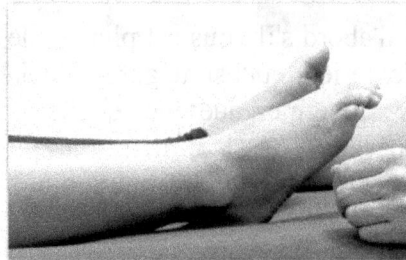

De gauche à droite : pointe des pieds fléchie, en position neutre et en extension

Test

Testez pour voir ce que vous ressentez lorsque vous tirez vos orteils vers vous et lorsque vous les étirez vers l'avant (mouvement sur le "plan du oui", inclinaison/étirement dans la partie supérieure de la cheville). Avez-vous trouvé une direction de mouvement plus confortable ? Il ne vous reste plus alors qu'à découvrir si elle s'associe mieux avec l'inspiration ou l'expiration.

Exercice

Pratiquez cette combinaison respiration/mouvement pendant une à deux minutes.

Second test

Testez de nouveau les deux directions et prêtez attention aux changements.

Problèmes au niveau de l'articulation inférieure de la cheville

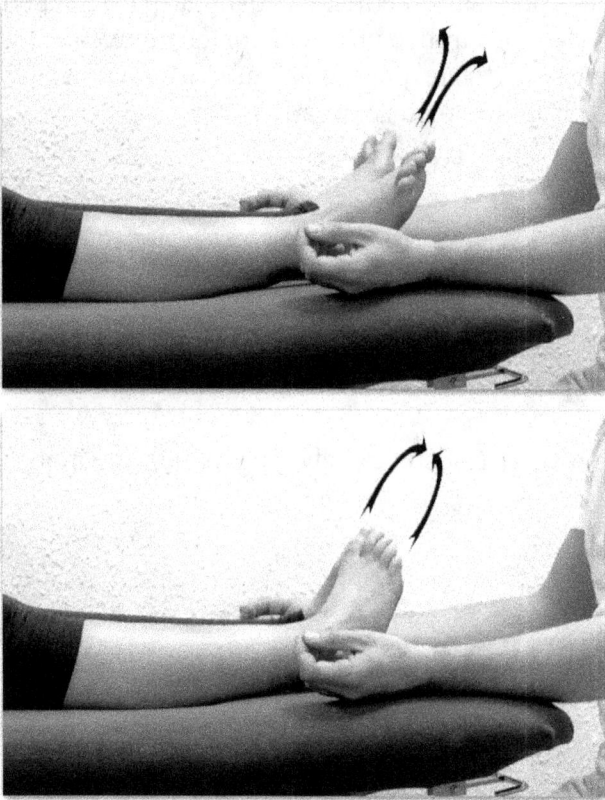

Plantes de pieds en contact ou pieds écartés l'un de l'autre

Test

Testez comment vous vous sentez en rapprochant puis en éloignant vos talons ("plan du peut-être"). Avez-vous trouvé une direction de mouvement plus confortable ? Il ne vous reste plus alors qu'à découvrir si elle s'associe mieux avec l'inspiration ou l'expiration.

Exercice

Pratiquez cette combinaison respiration/mouvement pendant une à deux minutes.

Second test

Testez de nouveau les deux directions et prêtez attention aux changements.

Entorse

En cas de traumatisme en inversion aigu ("entorse de la cheville"), vous devez toucher de la main : fléchissez la jambe concernée jusqu'à pouvoir toucher la zone blessée avec votre main que vous appuierez sur la peau en exerçant une légère pression, de façon à pouvoir sentir les tissus en-dessous.

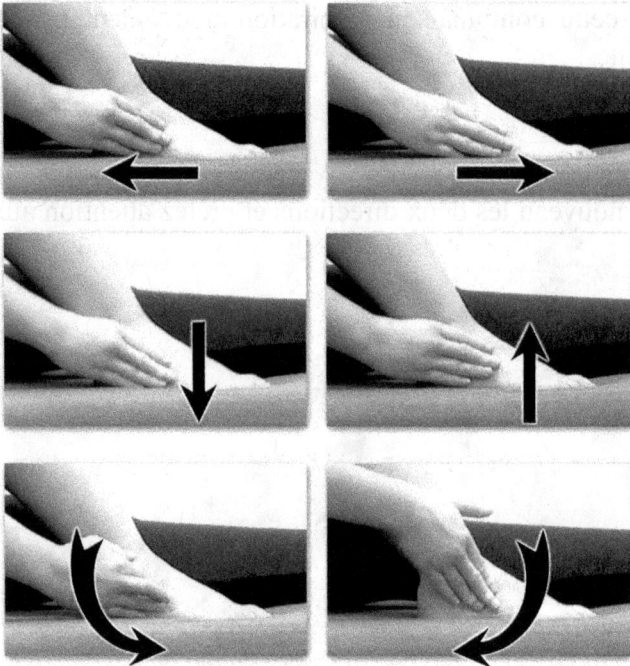

Six directions : laquelle est la plus confortable ?

Test

Déplacez la peau et les tissus sous-jacents dans les directions suivantes :

- Direction petits orteils / talon
- Vers le haut direction genou / vers le bas direction plante des pieds
- Rotation des tissus dans le sens des aiguilles d'une montre / dans le sens inverse

Faites des test afin de déterminer comment combiner au mieux la direction la plus confortable pour vous et votre respiration.
En inspirant, déplacez les tissus dans la direction qui vous fait du bien. Maintenez-les-y sur le temps d'apnée qui suit. Lors de l'expiration, relâchez la tension et restez dans cette position neutre pendant le temps d'apnée qui suit. Ensuite, testez en inversant les phases de respiration.

Exercice

Pratiquez la combinaison la plus agréable pendant une à deux minutes.

Second test

Réessayez les six directions et prêtez attention aux changements.

Variante :
Empilez les trois meilleures possibilités, voir chapitre " "Principes de technique", technique MFR.

Orteils

Exercices de base en cas de problèmes aux orteils

Cet exercice est efficace non seulement en cas de douleurs au niveau des articulations des orteils mais il est aussi utile pour lutter contre les pieds froids.

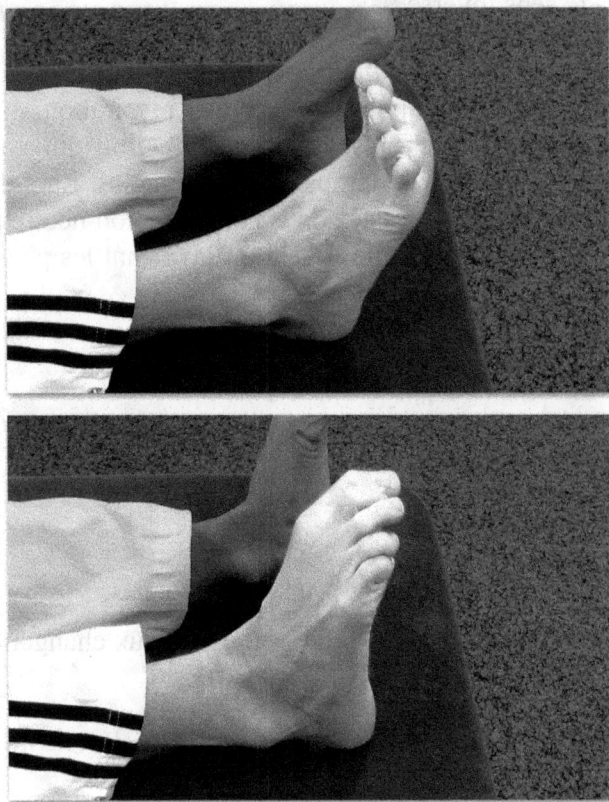

L'exercice est utile également en cas de crampes. Le mouvement test doit alors être particulièrement léger.

Test

Testez pour voir ce que vous ressentez en tirant doucement les orteils vers vous et en les étirant vers l'avant.

Avez-vous trouvé une direction de mouvement plus confortable ? Il ne vous reste plus alors qu'à découvrir si elle s'associe mieux avec l'inspiration ou l'expiration.

Exercice

Pratiquez cette combinaison respiration/mouvement pendant une à deux minutes.

Second test

Réessayez les deux directions et prêtez attention aux changements.

Hallux valgus (gros orteil en position X)

L'exercice suivant peut se pratiquer en position assise ou couchée. Il est utile pour lutter contre les douleurs et complète parfaitement la physiothérapie.

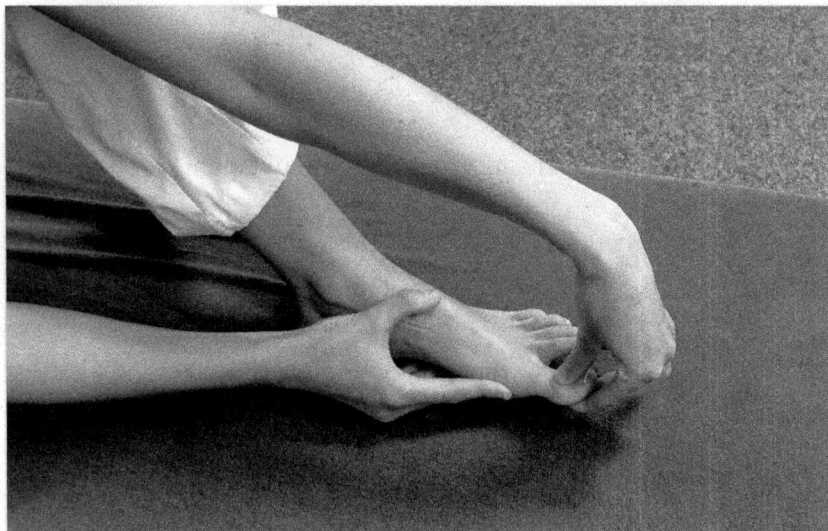

Ce mouvement peut aussi être réalisé en position assise. Ce qui est important, c'est que vous soyez à l'aise en réalisant la posture de l'exercice.

Test

Cherchez du doigt un point douloureux dans la zone de l'articulation de base du gros orteil. Tenez fermement votre gros orteil à l'aide de trois ou quatre doigts de l'autre main et testez les huit possibilités suivantes :

- Courbez le gros orteil à l'aide des doigts vers le haut / vers le bas.
- Bougez le gros orteil à l'aide des doigts vers la gauche / vers la droite.
- Tournez doucement le gros orteil vers l'intérieur / vers l'extérieur.
- Tirez doucement le gros orteil vers l'avant / pressez-le légèrement dans l'articulation.

Avez-vous trouvé une direction de mouvement plus confortable ? Il ne vous reste plus alors qu'à découvrir si elle s'associe mieux avec l'inspiration ou l'expiration.

Exercice

Pratiquez la combinaison respiration/mouvement pendant une à deux minutes.

Second test

Réessayez les huit directions et prêtez attention aux changements. Le point douloureux lui aussi devrait être nettement moins sensible.

Variante :
Combinez les directions les plus confortables des six premiers mouvements de base et maintenez votre orteil dans cette position. A partir de celle-ci, testez la traction vers l'avant et la pression dans l'articulation et associez la meilleure direction avec la phase de respiration la plus agréable. Pratiquez cette combinaison respiration/mouvement pendant une à deux minutes.

Epaules

Exercice de base pour les douleurs d'épaule

Si cet exercice ne vous procure aucun soulagement, essayez l'exercice suivant sur l'articulation de jointure de l'épaule.

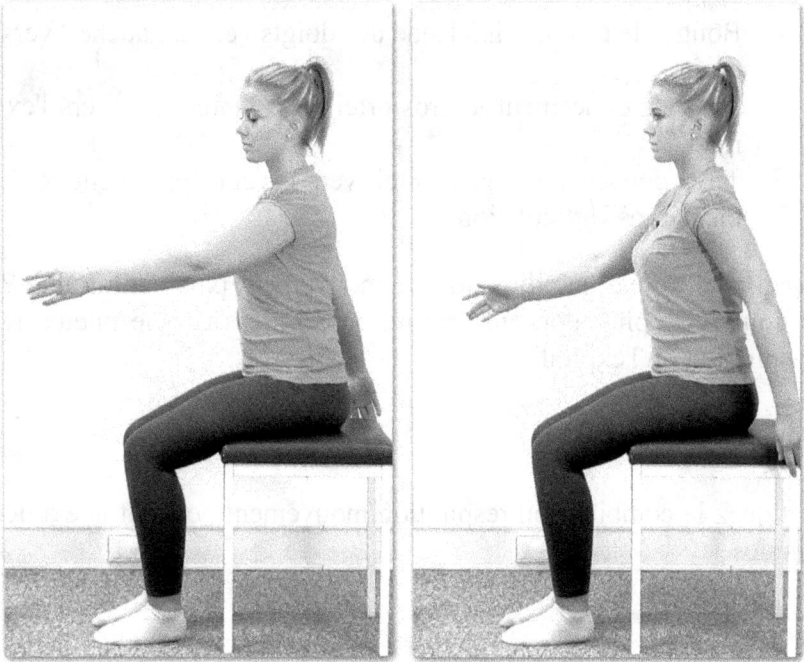

Mouvement des bras comme dans la marche à pied

Test

Soulevez lentement le bras gauche vers le haut, pouce vers l'avant. Bougez le bras droit simultanément vers l'arrière. Ensuite inversez : soulevez le bras droit vers le haut et bougez le gauche vers l'arrière.

Avez-vous trouvé une direction de mouvement plus confortable ? Il ne vous reste plus alors qu'à découvrir si elle s'associe mieux avec l'inspiration ou l'expiration.

Exercice

Pratiquez cette combinaison respiration/mouvement pendant une à deux minutes.

Second test

Testez encore une fois les deux directions et prêtez attention aux changements.

Conseil : en cas de douleurs intenses, l'amplitude de mouvement peut être très faible. Veillez à toujours rester dans votre zone de confort!

Le plan de mouvement de cet exercice est le "plan du oui". Vous pouvez par ailleurs faire l'exercice sur les deux autres plans. Sur le "plan du non", cela signifie que vous tournez le bras concerné vers l'intérieur / vers l'extérieur. Sur le "plan du peut-être", cela signifie que vous écartez latéralement le bras du corps / que vous le pressez latéralement contre votre corps.

Douleurs dans la zone de l'articulation de jointure de l'épaule

En cas de très fortes douleurs, il vaut mieux que vous pratiquiez cet exercice en position allongée.

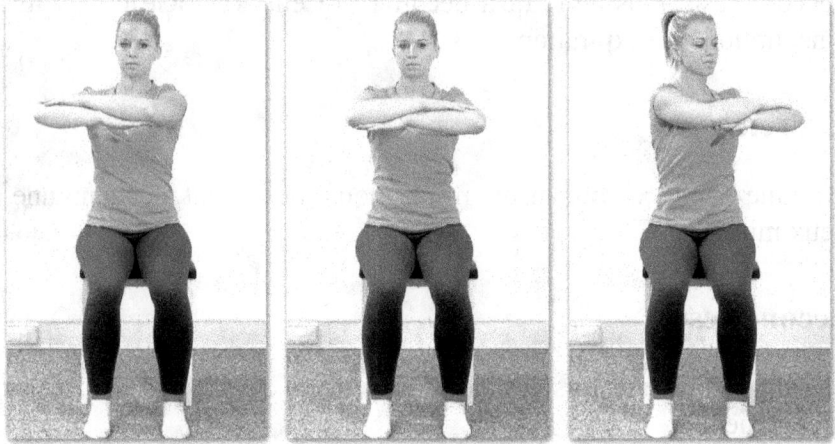

Le "kazatchok"

Test

Asseyez-vous sur une chaise ou un tabouret. Mettez vos avant-bras l'un sur l'autre, le bras droit étant au-dessus. Le thorax, les bras et les avant-bras doivent former un rectangle. Ensuite, bougez vos avant-bras vers la gauche sans les desserrer l'un de l'autre. Veillez à toujours être à l'aise pendant le mouvement, ensuite revenez au centre. A présent, posez l'avant-bras gauche sur le droit et faites le mouvement vers la droite. Avez-vous trouvé une direction de mouvement plus confortable ? Il ne vous reste plus alors qu'à découvrir si elle s'associe mieux avec l'inspiration ou l'expiration.

Exercice

Pratiquez cette combinaison respiration/mouvement pendant une à deux minutes.

Second test

Testez les deux directions une nouvelle fois et prêtez attention aux changements.

Douleurs lorsque le bras est soulevé vers l'avant

La force musculaire qui est mise en œuvre ici doit être assez faible pour que le ressenti soit agréable.

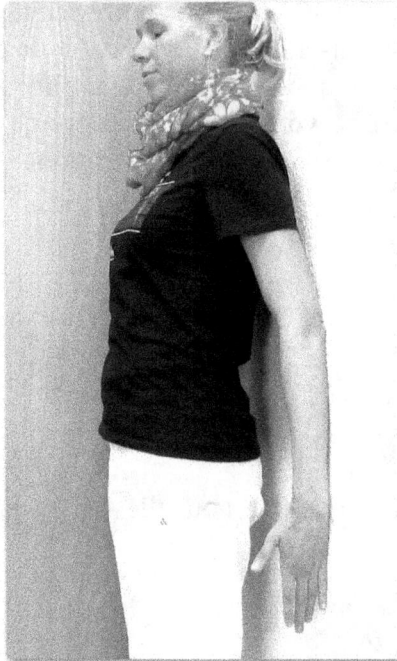

Voici généralement la voie du bien-être : appuyez avec une légère pression et beaucoup d'attention l'extérieur de la main contre le mur

Test

Mettez-vous dos au mur. Laissez pendre le bras sur le côté, détendu, le pouce est tourné vers l'avant. Testez jusqu'à quelle distance vous pouvez soulever le bras affecté vers l'avant sans ressentir de douleurs. Ensuite, testez la sensation éprouvée quand vous appuyez légèrement le bras contre le mur.

Si c'est confortable, testez pour voir si c'est lors de l'inspiration ou de l'expiration que vous pouvez augmenter légèrement la pression.

Exercice

Pratiquez cette association entre respiration et pression pendant une à deux minutes.

Second test

Réessayez d'appliquer une pression contre le mur et le lever de votre bras et prêtez attention aux changements.

Variante   :
Vous pouvez faire cet exercice également en position allongée en faisant pression avec votre bras dans ce qui vous sert de support.

Un conseil : veillez à n'exercer qu'une légère pression. Si l'effet souhaité ne se fait pas sentir après l'exercice, cela peut être dû à l'exercice d'une trop forte pression. C'est une erreur de pratique fréquente.

Coudes

Exercice de base pour les douleurs au coude

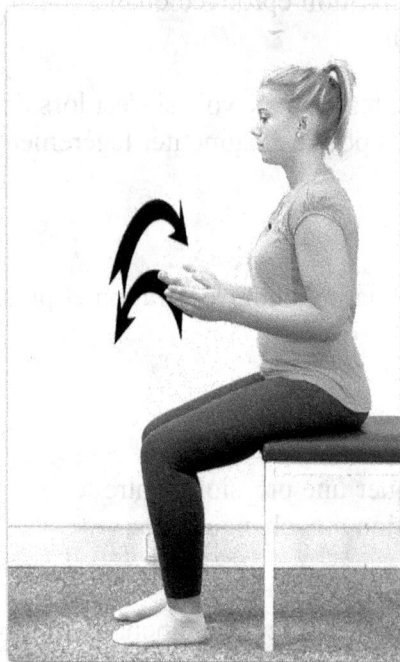

En cas de fortes douleurs, les avant-bras peuvent aussi être posés sur la table

Test

Asseyez-vous sur une chaise ou un tabouret, les bras le long du corps, les avant-bras en avant et les paumes des mains vers le haut. Testez pour voir s'il est plus confortable d'avoir les paumes tournées vers le haut ou vers le bas. Avez-vous trouvé une direction de mouvement plus confortable ? Il ne vous reste plus alors qu'à découvrir si elle s'associe mieux avec l'inspiration ou l'expiration.

Exercice

Pratiquez cette combinaison de respiration et mouvement pendant une à deux minutes.

Second test

Testez les deux directions une nouvelle fois et prêtez attention aux changements.

"L'épicondylite latérale"

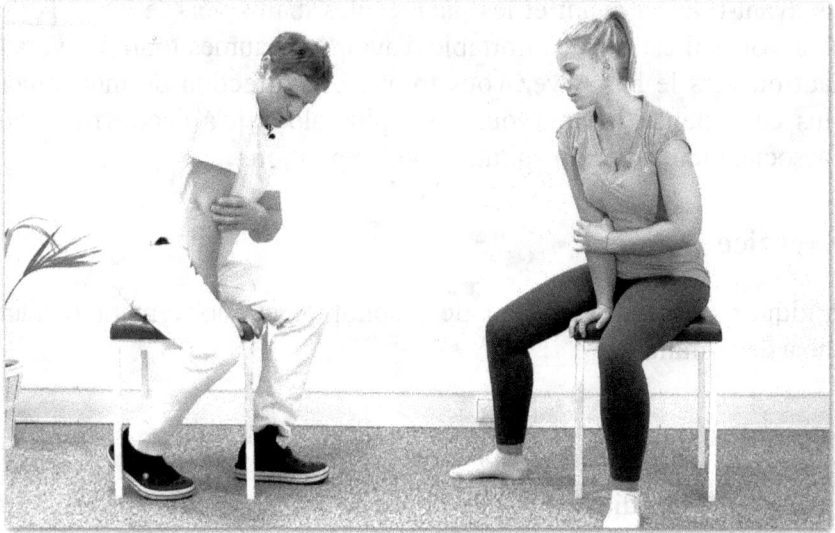

Procédez de façon ludique : l'important est que la douleur diminue nettement

Test

A l'aide d'un ou deux doigts, exercez une pression sur le point douloureux. Appuyez votre main sur le tabouret et ajustez la position de votre bras pour qu'elle soit la moins douloureuse possible (généralement il s'agit de l'extension de l'articulation du coude). A présent, intégrez une compression en tant qu'élément additionnel ("Activating Force") en déplaçant une partie du poids du corps sur la paume de main. Testez pour voir s'il est plus confortable pour vous d'augmenter légèrement la pression lors de l'inspiration et de la relâcher lors de l'expiration ou l'inverse.

Exercice

Pratiquez la combinaison de respiration et de pression la plus confortable pendant au moins deux minutes. Lors de cet exercice, vous ne devez ressentir aucune douleur en exerçant la pression, veuillez procéder en douceur!

Second test

Réessayez le point douloureux, il devrait s'être amélioré d'au moins 70%.

Poignets

Exercice de base pour les problèmes au poignet

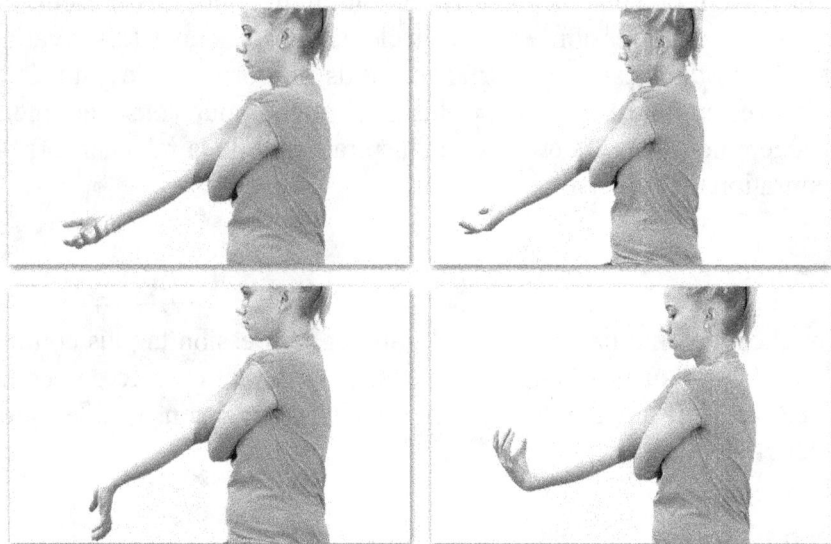

En haut : Torsion à partir du poignet vers la gauche/droite
En bas : plier la main vers le bas / tirer vers le haut

Test

Asseyez-vous sur une chaise ou un tabouret. De la main non affectée, saisissez l'omoplate par en-dessous l'aisselle et laisser pendre par-dessus le bras du côté affecté. La paume de main est tournée vers le haut. Testez à présent les possibilités de mouvement suivantes :

- Tirez la main vers le haut / vers le bas.
- Etirez la main à partir du poignet vers la gauche / vers la droite.
- Avez-vous trouvé une direction de mouvement plus confortable ? Il ne vous reste plus alors qu'à découvrir si elle s'associe mieux avec l'inspiration ou l'expiration.

Exercice

Pratiquez cette combinaison de respiration et mouvement pendant une à deux minutes.

Second test

Testez les quatre directions une nouvelle fois et prêtez attention aux changements.

Syndrome du canal carpien

Grâce à cet exercice, beaucoup de mes patients ont évité une opération. Dans un cas, les douleurs s'étaient déjà durablement dissipées après un seul exercice.

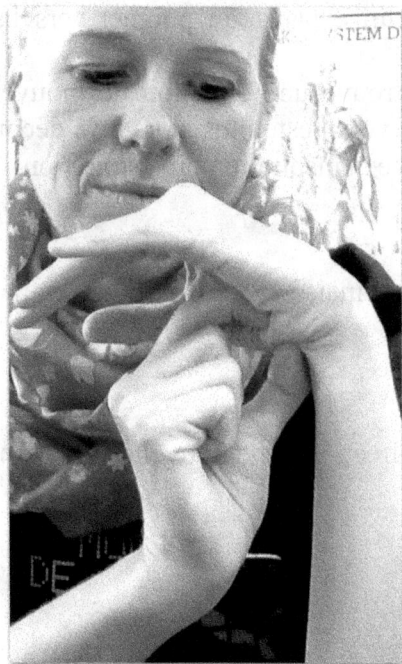

Prenez le temps de bien saisir les tissus entre vos doigts

Test

Asseyez-vous confortablement à une table, les coudes en appui. En formant une pince avec le pouce et l'index de la main non affectée, comprimez la zone entre la saillie du pouce et celle de l'auriculaire. Ensuite, laissez pendre la main douloureuse, paume de main vers le bas. Gardez les tissus entre vos doigts et déplacez-les ensuite dans les directions suivantes :

- Direction poignet / doigt
- Direction saillie du pouce / saillie de l'auriculaire
- Rotation dans le sens des aiguilles d'une montre / sens inverse des aiguilles d'une montre

Avez-vous trouvé la direction de mouvement la plus confortable ? Il ne vous reste plus alors qu'à découvrir si elle s'associe mieux avec l'inspiration ou l'expiration.

Exercice

Pratiquez cette combinaison de respiration et mouvement pendant une à deux minutes.

Second test

Testez les six directions une nouvelle fois et prêtez attention aux changements.

Alternative d'exercice pour le "syndrome du canal carpien"

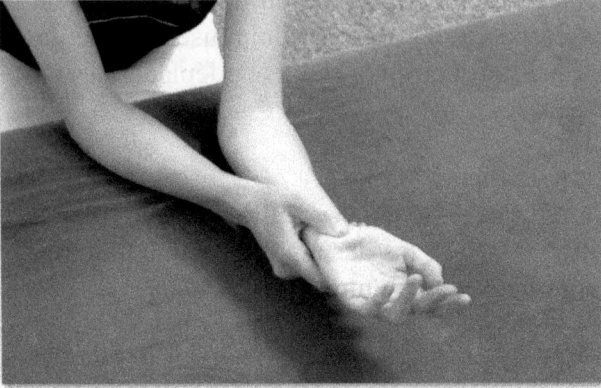

Pour de nombreux patients, cette variante est plus confortable

Test

Posez l'avant-bras affecté sur une table et saisissez le poignet de façon à ce que le pouce soit dans la zone entre la saillie du pouce et celle de l'auriculaire.

Remuez maintenant les tissus avec le pouce comme précédemment en direction :

- De l'avant-bras / des doigts
- De la saillie du pouce / de celle de l'auriculaire
- Rotation dans le sens des aiguilles d'une montre / sens inverse des aiguilles d'une montre

Laquelle des six directions vous semble la plus confortable ? Combinez-la avec la respiration. Est-elle plus facile à pratiquer lors de l'inspiration ou de l'expiration ?

Exercice

Pratiquez cette combinaison de respiration et mouvement pendant une à deux minutes.

Second test

Testez les six directions une nouvelle fois et prêtez attention aux changements.

Les doigts

Exercice de base pour les doigts

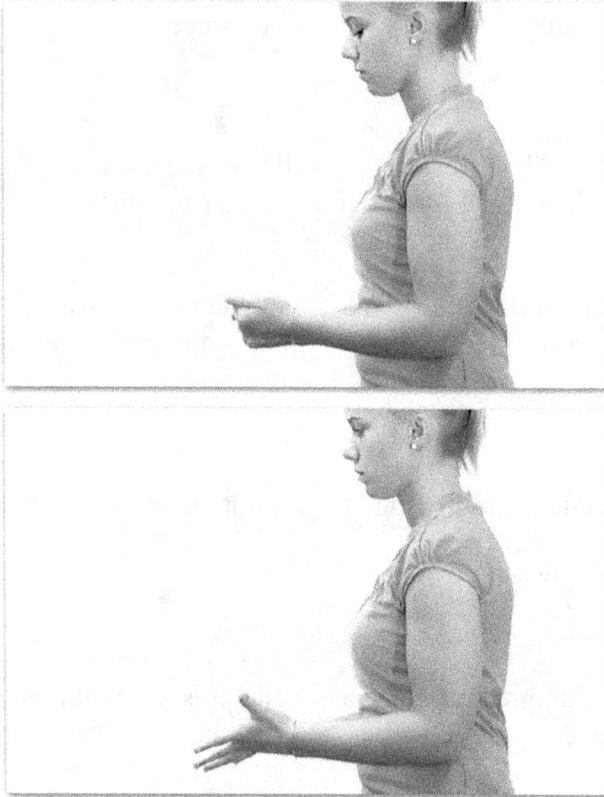

La représentation de l'ouverture et de la fermeture est ici renforcée pour la compréhension, le mouvement de l'exercice est beaucoup plus léger voire quasiment invisible

Test

Serrez les points des deux mains puis ouvrez-les. Que ressentez-vous (sensation de "doigts boudinés", engourdissement, tension, douleur, froid, etc.) ?

Exercice

Asseyez-vous détendu sur une chaise ou un tabouret. Posez les mains sur les cuisses, paumes des mains vers le haut. Imaginez que vos mains sont des organes de respiration - comme les branchies. En imaginant qu'elles s'agrandissent, ouvrez les mains très légèrement lors de l'inspiration, le mouvement doit être à peine visible. Revenez en position initiale lors de l'expiration tout en imaginant que leur taille diminue. Ce faisant, soyez attentif à ce que vos mains ressentent. Essayez de pratiquer cet exercice pendant cinq minutes.

Second test

Quelle sensation avez-vous avec vos mains ? Est-ce que quelque chose a changé ?

Plus votre pratique de cet exercice sera longue et fréquente, plus le résultat attendu sera rapide. Je le pratique régulièrement depuis presque 20 ans et je sens de nettes améliorations en très peu de temps.

Pour le corps, l'esprit et l'âme

Exercice de centrage

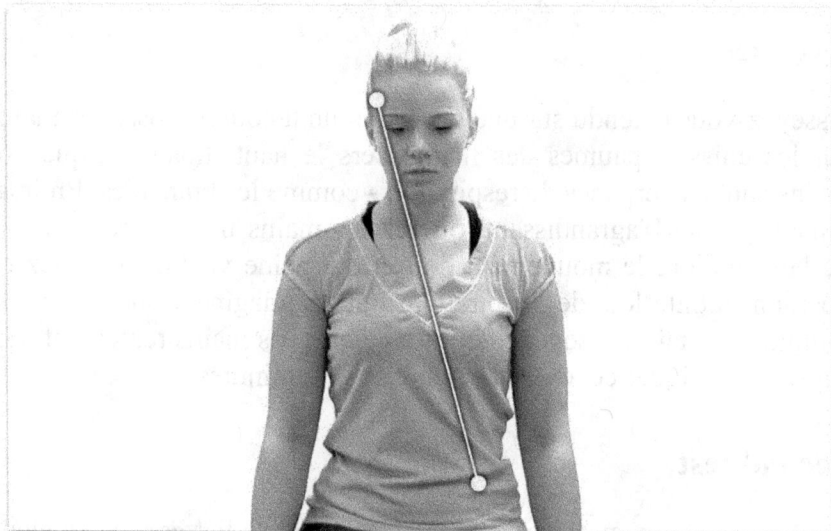

Reliez mentalement les deux points

Test

Testez votre équilibre intérieur : Positionnez-vous avec les pieds parallèles, écartés de la largeur des épaules. Pliez légèrement les genoux de façon à pouvoir avancer légèrement le coccyx (correction de la région lombaire). La colonne vertébrale est légèrement redressée, la tête est légère et se tend vers le haut. Dans cette position, vous ressentez sous les pieds une pression plus importante. Déplacez le poids de votre corps sur le pied droit et observez jusqu'où vous pouvez le faire sans difficultés. Ensuite, revenez au centre, arrêtez-vous et finissez en faisant le test du côté gauche. Voyez si la sensation est la même des deux côtés ou s'il y a des différences. Si oui, vous devriez vraiment essayer l'exercice suivant.

Exercice

Gardez la position décrite dans le test (écart des pieds de la largeur des épaules), fermez vos yeux en douceur ou laissez-les entrouverts. Dirigez votre perception vers votre tête. Vous percevrez immédiatement un point qui attire votre attention. Cela peut être une dent, un point sur le sommet du crâne, sur l'oreille etc. Prenez conscience de ce point et essayez de le sentir précisément et de le localiser - où se situe-t-il exactement ? Puis divisez votre attention : tout en continuant à percevoir le point, prêtez attention aux bruits de votre entourage (par ex. le tic-tac d'une montre). Ensuite, dirigez la perception vers votre corps. Votre attention sera immédiatement portée vers un deuxième point. Ayez conscience simultanément des deux points et associez-les mentalement par une ligne que vous pouvez par exemple vous représenter comme un faisceau lumineux. Maintenez votre perception sur ce faisceau et observez pendant quelques minutes ce qui se passe. Si votre esprit vagabonde, ramenez doucement votre perception vers la ligne lumineuse.

Après quelque temps, la ligne semble se déplacer vers le centre du corps, mais même si cela ne se produit pas, cet exercice est efficace. Terminez-le en redressant les genoux, en ouvrant les yeux et en secouant un peu le corps.

Second test

Répétez le test de départ et prêtez attention aux changements. Comment vous sentez-vous globalement ? Outre l'amélioration de votre équilibre intérieur, l'exercice a un effet important sur le système nerveux végétatif qui est notamment responsable de la guérison.

L'idée de cet exercice vient d'un domaine particulier de l'ostéopathie, dans lequel on travaille avec ce qu'on appelle les "techniques du fulcrum". Un fulcrum est un pivot et un point d'appui dans le corps, que perçoivent les mains de l'ostéopathe. Il correspond à la ligne que vous avez pu percevoir dans votre corps au cours de l'exercice. Les techniques de fulcrum permettent de renforcer la fonction de ligne médiane ("midline") du corps.

Exercice d'alchimie intérieure

"Nous trouvons dans l'être humain la représentation de toutes les parties du système solaire et de l'univers."

A.T. Still

L'alchimie intérieure de la médecine classique antique s'emploie à éduquer et cultiver l'esprit et la psyché. L'exercice correspondant le plus connu est le dénommé "petit circuit céleste", dans lequel on pratique un mouvement intérieur en étroit lien avec la respiration. L'exercice suivant peut rendre son efficacité perceptible. Au début du livre, je vous ai demandé de sentir un léger étirement de la colonne vertébrale lors de l'inspiration A présent, vous constaterez que le contraire est vrai aussi !

Placez-vous confortablement sur le côté en position foetale. Pendant quelques respirations, concentrez-vous sur la circulation d'air dans vos narines. Ensuite, essayez de sentir aussi l'air derrière le nez, c'est-à-dire jusque dans la fosse nasale et le pharynx. Puis imaginez l'air circulant dans la zone juste au dessus du palais, c'est-à-dire entre et derrière les yeux. Il s'agit de la zone à partir de laquelle s'est développé le système nerveux central du corps (cerveau et moëlle épinière). Placez maintenant votre majeur ou votre index sur la pointe du coccyx. A partir de là, votre doigt se déplace de 2-3 cm vers le haut jusqu'à sentir un creux. Celui-ci représente la partie inférieure du système nerveux central. Restez concentré sur ces deux points et reliez-les mentalement via la moëlle épinière. Il peut être utile de se représenter ce lien par un "C" lumineux, qui doit accentuer sa courbure sur l'inspiration et se redresser sur l'expiration. Il peut s'agir d'un mouvement très subtil, à peine visible de l'extérieur. Il est important que votre imagination reste à l'intérieur de votre corps. Etant donné que l'exercice a a un effet important sur le système nerveux végétatif, vous vous sentirez très calme et détendu au bout de quelques minutes.

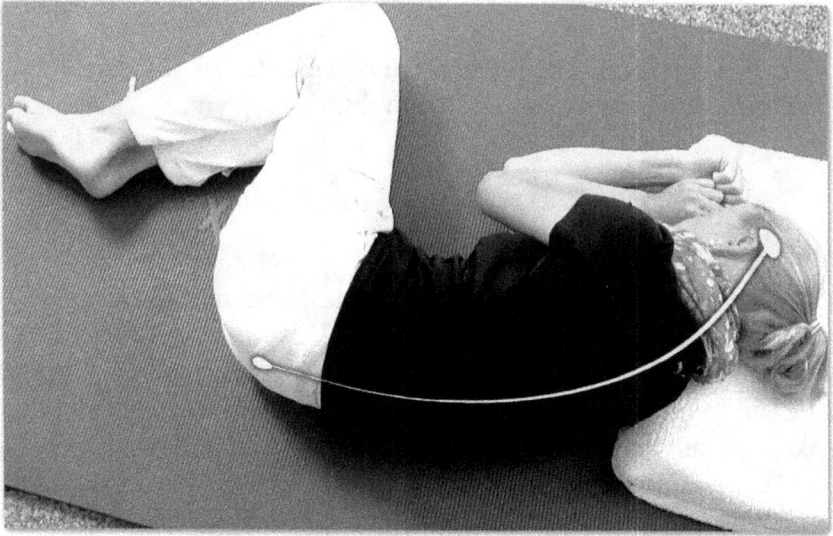

Les points-clés de l'origine du système nerveux central sont reliés mentalement l'un avec l'autre

134

Questions ?

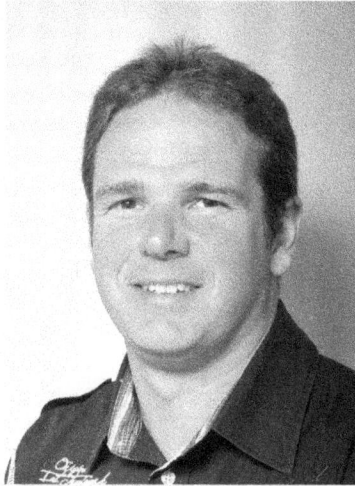

**Si vous avez des questions à propos des exercices,
si vous souhaitez partager vos expériences avec moi
ou si vous voulez approfondir l'auto-traitement ostéopathique au
cours d'un de mes séminaires,
veuillez consulter ma page Facebook à l'adresse :**

www.facebook.com/osteopathicselftreatment

Thomas Seebeck

www.ingramcontent.com/pod-product-compliance
Lightning Source LLC
Chambersburg PA
CBHW070252290326
41930CB00041B/2466